Ralf Johann Göppert

ENERGIE IM EINSATZ

Praktischer Alltag mit dem Urteilchenstrahler, Körbler'schen Zeichen, der Erdheilungsnadel und dem Vril-Energiestab

Einsatzmöglichkeiten im täglichen Gebrauch

RiWei
Verlag -GmbH

2. Auflage: November 2008

Gesamtherstellung: RiWei-Verlag GmbH
Druck: RiWei-Verlags Druckerei

Postfach 20 04 54
93063 Regensburg
Telefon 0941 / 799 45 70
Telefax 0941 / 799 45 72
eMail: info@riwei-verlag.de
www.riwei-verlag.de

ISBN 978-3-89758-137-1

Inhaltsverzeichnis

Gott zum Gruß, lieb Freunde der Urteilchen-, Orgon-, Körbler'schen Zeichen-, Vril-Energiestab- und Erdheilungsnadel-Anwender!

Wie gewohnt widme ich dieses Buch unserem Schöpfer Gott Vater und all seinen Helferengeln, die uns in unserem Leben begleiten und liebevoll führen, ohne jedoch in unseren freien Willen einzugreifen.

Seit den Büchern über den Ora Orgon-Strahler und den Urteilchenstrahler ist einige Zeit vergangen und viel passiert.

Nicht nur, dass die Resonanz auf die Bücher sehr positiv und erfreulich war, nein, es passierte noch Einiges mehr!

Das Resonanzgesetz machte natürlich auch nicht vor mir Halt!

Wenn jemand beispielsweise meine Bücher las und sich im Geiste bei mir bedankte für entsprechende Anregungen, so kam eine Resonanz zu mir zurück. Einige der Leser nahmen zu mir über den Verlag Kontakt auf.

Ich tüftelte und bastelte natürlich weiter und experimentierte fleißig an vielen neuen Dingen, die ich Euch, liebe Leser, nicht vorenthalten möchte.

Im März 2008 gab mir mein Freund und Verleger Richard Weigerstorfer „grünes Licht" für ein neues Buch – und so sitze ich jetzt am PC und schreibe meine Experimente, die ich mir sorgsam aufgeschrieben oder geistig gespeichert hatte, jetzt nieder.

Auch dieses Mal wünsche ich Euch viel Freude beim Lesen, Nachmachen und vielleicht auch kreativem Rumexperimentieren.

Euer Ralf Johann

Vorwort des Herausgebers

Ich freue mich, Ihnen das dritte Buch von Ralf Johann Göppert vorzustellen.

Als ich das Manuskript zum ersten Buch durchgelesen habe, habe ich lange überlegt, ob ich das Buch herausgeben soll. Der sehr unkonventionelle Schreibstil des Autors irritierte mich etwas.

Ich ging in die Stille mit der Bitte um eine Antwort und bekam sofort ein klares „JA". So einfach, nur JA, kein Aber. Ich machte es mir nicht leicht und ging die beiden folgenden Tage nochmals mit der Bitte um eine Antwort in die Stille. Wieder das gleiche Ergebnis „JA".

Ich bin mit dem Autor gut befreundet und liebe seine unmittelbare, vor neuen Ideen geradezu sprühende Art – aber können auch die Leser damit umgehen?

Die Herausgabe des Buches brachte es dann an den Tag. Ralf Johann entwickelte sich sehr schnell zu einem sehr beliebten Autor und auch die Leser fanden den Schreibstil gut. Also war das knappe „JA" doch richtig gewesen.

Das dritte Buch ist wieder ein Fundus von vielen neuen Ideen, wie wir den Urteilchen-Strahler und andere Hilfsmittel gut einsetzen können. Lassen auch Sie sich inspirieren.

Ralf-Johann Göppert schreibt in diesem Buch mehrmals, die Dinge können Sie beim Verlag bestellen. Anfangs wollte ich die Stellen berichtigen bzw. löschen, denn es stimmt nicht.

Als Verleger ist es meine Aufgabe, Bücher und Filme herzustellen. Meine Freizeitbeschäftigung, energetische Produkte zu entwickeln, haben mit meinem

Beruf nichts zu tun. Die Geräte, die ich entwickle, werden von der Fa. wu-wei Auslieferung GmbH gefertigt und vertrieben. Da können Sie auch gegebenenfalls die empfohlenen Artikel erwerben.

Ich gebe Ihnen hier die Kontaktdaten:

Telefon 09 41 / 79 38 42
Telefax 09 41 / 79 49 10
Internet: www.wu-wei.de

Ich wünsche Ihnen nun viel Freude beim Lesen des Buches und freue mich wie immer über Rückmeldungen.

Herzlichst

Richard Weigerstorfer

Vorwort des Autors

Nun haltet Ihr es in Euren Händen: Mein drittes Buch, das ich bei Richard Weigerstorfer verlege.

Es entstand quasi als logische Konsequenz auf meine Tüfteleien mit Orgon- und Urteilchenenergie.

Vielleicht wisst Ihr noch aus meinem Buch: „Praktischer Alltag mit dem Urteilchenstrahler", dass ich meinen Urteilchenstrahler „Jonathan" genannt habe. Da Jonathan übersetzt „Geschenk Gottes" bedeutet, war das der passende Name für ihn.

Wenn ich also im Laufe des Buches von „Jonathan" spreche, wisst Ihr, dass mein Urteilchenstrahler gemeint ist.

Jetzt könntet Ihr vielleicht denken: Wie kommen da die Erdheilungsnadel, der Vril-Energiestab und die Körbler'schen Zeichen mit ins Spiel?

Nun, lasst Euch einfach überraschen und erfahrt beispielsweise, wie vielseitig die Erdheilungsnadel noch einsetzbar ist ...

Was im Garten an Heilungsritualen möglich ist ...

Was alles mit den Körbler'schen Zeichen in Verbindung und mit der Urteilchenenergie möglich ist ...

Es ist wieder ein spontanes Buch geworden, wie Ihr es von mir ja schon kennt, wenn Ihr meine anderen beiden Bücher gelesen habt ...

Ich möchte noch einmal sagen, dass vieles, was mit dem Urteilchenstrahler

möglich ist, auch mit dem Ora-Orgonstrahler funktioniert, nur vielleicht nicht in der gleichen Geschwindigkeit oder derselben Stärke, doch dazu später mehr ...

Jetzt wünsche ich Euch viel intuitive Energie und horcht einmal in Euch hinein ... – vielleicht flüstert Euch gerade Euer Schutzengel etwas ins Ohr ...

Es geht wieder los ...

Mein zweites Buch war veröffentlicht worden!

Voller Freude genoss ich das Experimentieren mit Jonathan.

Aber irgendwann kam eine Art von Langeweile auf.

Warum sollte ich nicht andere Dinge mit einfließen lassen? Dinge, die ich kannte, aber denen ich bisher noch viel zu wenig Interesse gewidmet hatte. Gemeint waren natürlich die Körbler'schen Zeichen.

Benutzt hatte ich nur das „Y“ und das „+“ für Heilungsrituale.

Eines Tages las ich, dass „Ötzi“ – die Mumie –, die man in den Ötztaler Alpen gefunden hatte, auch seltsame Tätowierungen am Körper hatte.

Auch in raren Büchern über Naturvölker und Indianer las ich immer wieder von Strichen, Zeichnungen und Symbolen.

Wie passte das alles zusammen?

Mein Forscherdrang war wieder aktiviert ...

Doch wie es halt so meine Art ist, lese ich so ein Buch nicht immer erst zu Ende, sondern experimentiere sogleich beim Lesen.

Steht da beispielsweise etwas über frühere Experimente, lege ich das Buch beiseite und versuche, das Experiment nachzumachen, möglichst mit stärkerem Erfolg als beschrieben ist.

So kam es dann auch, dass mich die Körbler'schen Zeichen nicht mehr los ließen und ich Jonathan mit in die Experimente integrierte.

Ein neues Zeitalter hatte für mich begonnen …

Jonathan, das „Ypsilon" und der Tensor

Das „Y" war das erste Zeichen, dass ich unter die Lupe nahm.

Aufrecht stehend war die positive Energie sehr stark allein schon dadurch spürbar, dass die Energie sofort angenehm kribbelte, wenn ich die Hand darüber hielt. Stand es jedoch auf dem Kopf war die Energie abziehend …

Ich testete alles durch. Es blieb so. Ich probierte es mit dem „Peace Symbol" aus. Das „Y" verkehrt herum. Was sollte uns das sagen?

War dieses Zeichen von einer dunklen Macht eingeschleust worden, um die friedlichen Menschen zu unterwandern?

Ich experimentierte!

Jonathan bestrahlte einen Zettel, auf dem ein „Y" richtig herum stand.

Das Ergebnis war, dass die Energie des „Y" sich verstärkte.

Also, die ohnehin schon starke Energie des „Y" wurde noch verstärkt, durch die Bestrahlung mit Jonathan.

Was passierte, wenn ich einen Zettel nahm und das „Y" verkehrt herum aufmalte?

Die Energie war abziehend oder ausleitend und Tests mit Tensor und Pendel ergaben das gleiche Resultat.

Jetzt nahm ich Jonathan zur Hand und bestrahlte das „Y" auf dem Kopf. Es dauerte relativ lange, etwa drei Minuten, dann war dieses Symbol neutralisiert.

Wohl gemerkt, neutralisiert, nicht positiv!

Ich machte mir damals noch nicht allzu viele Gedanken dazu …

Ich nahm den Tensor zur Hand und war verblüfft. Egal wo ich testete, immer gab es einen ausleitenden, abziehenden Ausschlag. Was sollte uns das denn wieder sagen?

Ich denke jedoch positiv und daher benutzte ich für weitere Testzwecke das Ypsilon nur noch als „Y" gerade herum.

Eine liebe Freundin von mir leidet seit langer Zeit an Übergewicht und bat mich um Rat.

Ich gab es an die geistige Welt ab und bekam einen Tag später unerwartete Hilfe eines befreundeten Ehepaares, das auch einige Produkte von Richard Weigerstorfer hat.

Rose, die Frau, schmunzelte und schrieb mir etwas auf einen orangen Zettel.

„Den musst du so benutzen, Ralf Johann," sagte sie.

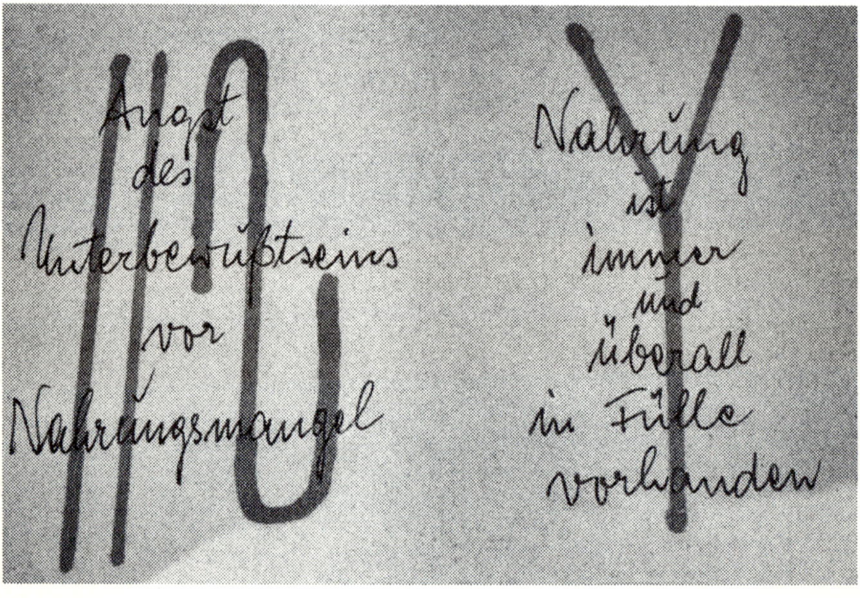

Eine Abbildung des Original-Zettels, den mir Rose gegeben hat.

„Nun nimmst du ein Glas Wasser und stellst es auf das 'Y' mit dem Text", sagte sie.

Ich bedankte mich und begann, zu Hause weiter zu experimentieren.

Zuerst schweißte ich das gute Stück mit einem Folien Schweißgerät ein, damit nichts damit passieren konnte. So war es abwaschbar.

Dann experimentierte ich mit ihm. Das Wasser, welches ich auf das „Y" stellte, schmeckte deutlich anders als vorher.

Jetzt kam Jonathan ins Spiel: Bestrahlte ich das „Y" mit dem Text „Nahrung ist immer und in Fülle vorhanden", erhöhte sich die Schwingung, wenn danach das Glas Wasser drauf gestellt wurde. Das war doch schon sehr erfreulich!

Ich erzählte dieses einigen Frauen, die ich kannte, welche alle meinten, zuviel Gewicht mit sich herum zu tragen.

Jetzt hatte ich ein Problem! Alle wollten so ein Pad haben!

Aber ich hatte keine Lust, alle zu besuchen, um ihnen ein solches Pad zu bringen.

Wieder half die geistige Welt mit einer Eingebung nach!

Schreibt man jetzt den Namen der Person mit auf das Pad, für den es gedacht ist, bevor es eingeschweißt wird, passiert feinstofflich Folgendes:

Die alte Schwingung „Angst des Unterbewusstseins vor Nahrungsmangel", welches ja durch das Körbler'sche Zeichen „Sinus" mit zwei senkrechten Strichen davor überschrieben ist, wird nach und nach umgewandelt und die neue Programmierung „Nahrung ist immer und überall in Fülle vorhanden" mit einem „Y" darüber, beginnt sich jetzt bei der Person zu manifestieren. Durch die regelmäßige Bestrahlung mit Orgon- oder Urteilchenenergie geschieht es noch schneller. Das darf man aber nur machen, wenn der andere seine Erlaubnis dafür gegeben hat. Denn Eingriff in den freien Willen ist nicht gestattet!

Wie gesagt, einige Menschen bekamen jetzt feinstoffliche Hilfe, auch ohne dass das Pad mit den Symbolen bei ihnen war. Sie waren feinstofflich mit dem Pad verbunden. Dabei ist es völlig egal, wo das Pad liegt, ob in der Schublade, auf einem Regal oder sonst wo. Wichtig ist auch nicht, ob es richtig oder verkehrt herum liegt. Ausschlaggebend ist nur die Schwingung in dem Moment, als es geschrieben wurde, und dass bei dieser Handlung die Symbole richtig herum geschrieben worden sind.

Probiert es aus, Ihr werdet merken, dass es so ist.

Genauso könnt Ihr es mit allen „Problemchen" machen, die Euch belasten oder ärgern.

Bei einer Flugangst, vielleicht sogar noch gekoppelt mit Höhenangst, schreibt Ihr als Ausgangssituation:

„Angst abzustürzen und Angst nach unten zu sehen." Dann macht Ihr das „Sinus" Symbol darüber und rechts schreibt Ihr beispielsweise hin: „Ich habe Freude am Fliegen und genieße die Aussicht und die Höhe dabei."

Dann noch den Namen des Menschen, dem geholfen werden soll und dann den Zettel gut aufheben. Eventuell auch einschweißen, wie wir es machen.

Es gibt Dinge, die sich relativ schnell ändern lassen, andere sind hartnäckiger und brauchen länger. Da ich noch in der Experimentierphase bin, kann ich noch kein abschließendes Resümee ziehen. Ich merke jedoch, es wirkt und bei regelmäßiger Bestrahlung mit Jonathan hat es sich deutlich verstärkt.

Wie Ihr seht, bin ich guter Dinge und mit voller Freude bei dieser sehr interessanten und aufregenden Arbeit!

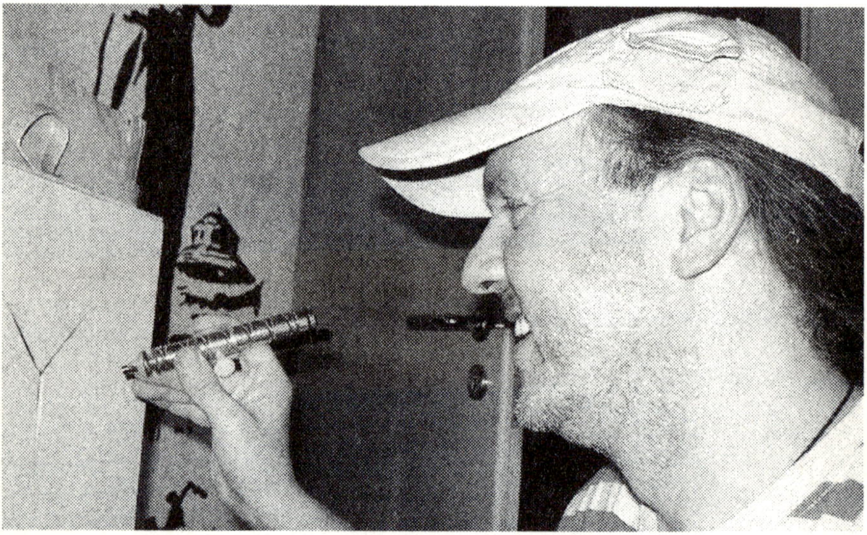

Das Bild zeigt mich beim Experimentieren mit meinem Jonathan und einer Ypsilon-Energie.

Die Erdheilungsnadel kommt ins Spiel

Da Rose mir mitgeteilt hatte, sie wollte etwas bei Richard bestellen, bat ich sie, mir die Erdheilungsnadel und die passende DVD dazu gleich mitzubestellen, da man Versandkosten und Verpackungsmaterial dadurch sparen konnte.

Einige Tage später brachten ihr Mann Albin und sie mir die Sachen vorbei.

Zusammen experimentierten wir mit ihr herum.

Lästige Chemtrails am Himmel waren ja bei uns über dem Haus glücklicherweise recht selten geworden und wenn, wurden sie gleich aufgelöst und umgewandelt. Aber in einiger Entfernung konnte das Experiment stattfinden.

Ich bohrte mit einem Stock ein Loch in eine Wiese und zwar so tief, dass die Erdheilungsnadel hineinging ohne schmutzig zu werden.

Albin nahm sein Geländependel zur Hand und Rose stoppte die Zeit, bis alles zum Positiven gewandelt war und die Chemtrails begannen, sich aufzulösen.

Ich muss dazu sagen, dass die Kupferdrähte, die herausschauen, wie eine Mistgabel geformt waren. Etwa 2 Minuten dauerte es, bis die Chemtrails sich aufzulösen begannen. Dann erschien das altbekannte Phänomen am Himmel, dass sich die so genannten Luftengel – auch Sylphen genannt – zeigten und im Laufe der nächsten 15 Minuten die meisten Chemtrails entstört bzw. umgewandelt waren.

Sollte es unter Euch noch welche geben, die mit dem Begriff „Chemtrails“ nichts anfangen können, gebe ich hier eine kurze Erklärung dazu:

Das Wort „Chemtrails" kommt aus dem Englischen und bedeutet etwa: „chemische Straßen oder Bahnen". Damit meint man das, was beim Flugzeug, während es fliegt, hinten ausgeschieden wird. Normale Kondensstreifen, sogenannte „Contrails" lösen sich in kurzer Zeit auf, wo hingegen die Chemtrails sich ausbreiten und nach und nach versuchen, den ganzen Himmel „zuzumüllen". Was genau dort gesprüht wird, ist nicht eindeutig erklärt, man munkelt jedoch von verschiedenen hauchfeinen Metallpartikeln und anderen unangenehmen Dingen. Ich selber habe schon gesehen, wie die hauchdünnen Fädchen vom Himmel kommen und Spinnweben ähnlich auf Bäumen, Büschen, Pflanzen oder auch an Autospiegeln oder Antennen hängen bleiben. Hütet euch davor, sie mit bloßer Hand zu berühren. Es könnte gefährlich sein! Ich habe sie schon des Öfteren mit dem Tensor ausgetestet und andere Freunde ebenfalls. Sie sind hochgradig giftig und können gesundheitsschädlich sein, beispielsweise bei Einatmung.

Sind sie mit Schuld an der explosionsartig wachsenden Zahl der Alzheimer und Demenzfälle?

Laut meinem Pendel und Tensor ja, aber das ist ein anderes Thema …

Wir denken aber positiv und wollen ja diesen Dingen Herr werden.

Gut: die Chemtrails lösten sich also sehr schnell durch die Erdheilungsnadel auf. Was passierte aber, wenn Jonathan wieder einmal mit ins Spiel kam?

Ihr könnt es Euch sicher schon denken: Das Ganze beschleunigte sich!

Jonathan hielt ich an die Erdheilungsnadel und schon wurden die Chemtrails noch schneller aufgelöst. Ich sollte noch erwähnen, dass dieses zweite Experiment an einem anderen Ort stattfand, einige Kilometer entfernt, da ja die Chemtrails an diesem Ort schon umgewandelt waren.

Ich erklärte Euch eben, dass die Kupferdrähte der Erdheilungsnadel so zurecht gebogen waren, wie eine „Mistforke".

Jetzt stellte ich sie am nächsten Tag in „Y" Form.

Es war herrliches warmes Wetter und ich in Mindelheim unterwegs. Meine Frau hatte die Erdheilungsnadel mitgenommen und wir hielten etwas abseits an einer Wiese.

„Gib mir mal die Erdheilungsnadel“, sagte ich zu ihr.

Die Gelegenheit war günstig!

Die „lieben Flieger“ zogen ihre Bahnen und versuchten, den Himmel mal wieder „zuzumüllen“!

Nicht mit mir, dachte ich so und bohrte mit einem Holzstab ein Loch, um die Erdheilungsnadel in die Erde zu geben. Die Kupferdrähte zu einem „Y“ geformt, begann auch heute das Auflösen der Chemtrails, nur wesentlich langsamer.

Aber ein anderer Aspekt setzte ein! Die Schwingung in der Atmosphäre wurde besser, die Luft klarer!

Wir schauten uns an und mit Jonathan verstärkte ich die Umwandlungsprozesse der Chemtrails.

Es blieb dabei. Es ging zwar jetzt bedeutend schneller, durch Jonathan's Hilfe, aber doch wesentlich langsamer als am Tag zuvor.

Abends rief ich Albin und Rose an. Albin erklärte, er glaube, das „Y“ hätte überwiegend Heilungsaufgaben, während die „Mistgabel“ nur schnell säubern würde.

Tags darauf wickelte ich die Drähte oben zusammen, wie Richard es in seiner DVD zur Erdheilungsnadel empfohlen hatte.

Wir waren beruflich auf dem Weg Richtung Kempten und durch das gute Wetter wurde wieder „gesprüht wie die Kesselflicker“, wie ich zu sagen pflege ...

Ob so auch die Chemtrails aufgelöst werden konnten?

Nein! Nichts ging! So war es nicht möglich. Sobald ich die Kupferfäden löste (auch nur ein kleines Stück), begann der Auflösungsprozess.

Jonathan half kräftig mit und jetzt kam mir eine Eingebung in den Kopf, die schon fast einer Sensation galt!

Man sollte sich 2 oder mehr dieser wunderbaren Erdheilungsnadeln zulegen.

Der Grund ist ganz plausibel:

Während der Weiterfahrt hielt meine Frau die Nadel Richtung Himmel durch die Frontscheibe unseres Autos. Die Kupferdrähte waren zur „Mistgabel“ geformt.

Am Himmel begann sich alles zu lösen und als wir dann nach 10 Minuten Kempten erreichten, waren nur noch ein paar Quellwölkchen dort zu sehen.

Die erste Erdheilungsnadel sollte zu Hause in den Garten oder sonst wo in die Erde, wo sie ihre Arbeit verrichten kann (z.B. Blumenkasten auf dem Balkon). Am besten mit dem Ora-Orgonstrahler oder besser mit dem Urteilchenstrahler noch vorher bestrahlen und eine zweite Erdheilungsnadel, die man mobil mit im Auto, Wohnwagen, der Bahn oder sonst wo mitnehmen kann. Ideal passt sie auch in einen Rucksack auf dem Rücken. Ihr braucht nur die zwei Drähte herausgucken lassen.

Ich habe schon über eine Halterung im Auto nachgedacht, wo ich während der Fahrt schön den Himmel säubern und nebenbei der Natur helfen kann. Idealerweise einmal die Erdheilungsnadel mit Eurem Urteilchenstrahler liebevoll verstärken. Ihr könnt auch Wünsche in ihn hineingeben, wie z.B. „gesundere saubere Luft“ etc.

Da könnt Ihr euch kreativ auslassen …

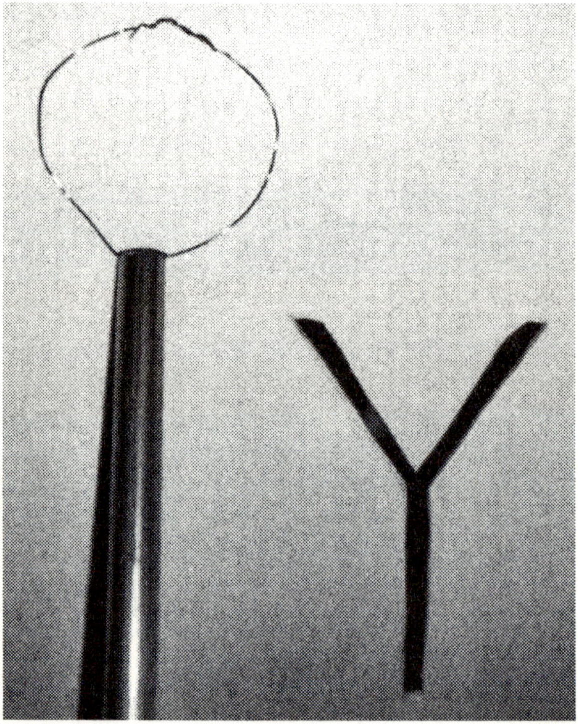

Ich experimentiere mit dem Ypsilon und der Erdheilungsnadel in geschlossenem Zustand …

Arbeit mit Elementarwesen

Ich habe eine liebe Freundin, die immer zu mir zur Behandlung kommt, wenn sie Schmerzen und Probleme hat.

Da sie ein wenig sichtig ist, kann sie ihre Symptome oft schildern.

Beim vorletzten Mal sagte sie zu mir: „Diese Wesen da in mir drinnen sagen, Du kannst mit ihnen reden."

Ich war erst ein wenig überrascht.

Es stellte sich heraus, dass unsere liebe Freundin im Traum gesagt bekommen hatte, ich könnte mit ihren inneren Wesen Kontakt aufnehmen.

Da ich ein experimentierfreudiger Mensch bin (wie diejenigen unter Euch wissen, die meine Bücher gelesen haben), habe ich mich nach einem kurzem Gebet innerlich vertieft und tatsächlich bekam ich Kontakt mit diesen „Wesen".

Ich nenne sie Elementarwesen. Sie sind im Inneren eines jeden Menschen. Jedes Organ im Körper eines Menschen hat ein kleines „Wesen", das dafür zuständig ist.

Das Wichtigste jedoch ist, dass auch diese Elementarwesen einen Hauptansprechpartner, quasi einen Chef, haben.

Dieses Wesen habe ich zuerst angesprochen. Es machte mir deutlich klar, dass jeder Mensch mit seinen Organen Kontakt aufnehmen kann, bewusst oder unbewusst!

Ich fragte ihn nach seinem Namen und er meinte, ich könne ihm und den anderen Wesen jeweils einen geben, wenn ich möchte.

Ich brauche nur eine Liste machen, dort die Organe untereinander zu schreiben und rechts daneben jeweils einen Namen. Dadurch wäre es einfacher, mit ihnen zu kommunizieren.

Ich schmunzelte und schon fielen mir einige Namen ein, die ich auf eine Liste eintrug.

Den Namen des Chefs bekam ich telephatisch in den Kopf – Herrmann.

Herrmann erklärte mir, dass ich bei Behandlungen mit dem Tensor alles abfragen könnte, aber bei Eingriffen jeglicher Art die Elementarwesen gefragt werden wollten. Unsere Freundin hat nur noch eine Brust und schon dreimal Chemotherapie hinter sich, als wir sie vor etwa 18 Monaten kennen lernten. Wir erkannten uns sofort aus früheren Leben wieder und sie fiel mir um den Hals vor Freude. In einem der Vorleben war sie meine geliebte Mutter gewesen und wir erinnerten uns freudig daran!

Der Krebs war nicht mehr da, aber andere Sorgen und Probleme hatte sie jetzt. Ich begann damals, ihr Selbstgefühl wieder aufzubauen, da sie sich mit nur einer Brust nicht mehr richtig als Frau fühlte – trotz ihrer 66 Jahre.

Doch nun waren die Elementarwesen da und sie fingen an, mit mir telephatisch zu sprechen. Zuerst nur Herrmann und dann nach und nach auch die anderen.

Die wichtigsten Botschaften für die Allgemeinheit möchte ich jetzt wiedergeben, da ich sie für sehr wichtig halte.

Frage: Wie findet ihr meinen Urteilchenstrahler „Jonathan" und was bewirkt er im Körper und bei euch?

Antwort: Diese hohe Energie ist wunderbar! Wir lieben sie! Zuerst hatten wir aber Probleme damit, da die Energie so plötzlich und unvorbereitet kam. Es wäre besser gewesen, uns sanft darauf vorzubereiten. Wir empfehlen Dir, mit den Elementarwesen der Menschen vorher Kontakt aufzunehmen, bevor Du sie bestrahlst. Eine gute Möglichkeit wäre, mit einer niedrigeren Energie anzufangen. Erst das liebevolle Gebet mit dem Patienten, dann Deinen Orgonstrahler (gemeint ist der Ora-Orgonstrahler, Anm. d. Verfassers) und danach erst den Urteilchenstrahler zu nehmen.

Frage: Mögt Ihr die Körbler'schen Zeichen, mit denen ich Euch heute auch schon behandelt habe?

Antwort: Ja, wir kennen sie ja schon, genau wie die Runen. Du darfst nicht vergessen, dass wir eine andere Sichtweise der Dinge haben als ihr. Wir sind in ständigem Kontakt mit der Seele des Menschen verbunden und nicht an die Realität eures Bewusstseins angeschlossen.

Frage: Darfst du etwas über Krankheiten und ihre Ursprünge bzw. Auslöser sagen?

Antwort: Ja, das darf ich. Zuerst möchte ich ein sehr großes Bedürfnis loswerden. Es geht um das Thema Transplantation. Wenn ihr wüsstet, wie heikel dieses ist! Das Allerwichtigste ist dabei, dass es nur geschehen sollte, wenn der Spender es aus freiem Willen tut! Geschieht es ohne dessen Einverständnis, beispielsweise bei einem gerade verstorbenen Unfallopfer, so kann er nicht wieder reinkarnieren, bis er quasi seine Organe wieder erlangt hat und sie aus dem Körper des Empfängers heraus sind.

Frage: Darf ich da mal kurz nachfragen, ob ich das richtig verstanden habe?

Antwort: Ja.

Frage: Du meinst also, der unfreiwillige Organspender kann erst wieder in ein neues Leben eintreten, wenn der Empfänger der Organe auch gestorben ist und er sozusagen seine Energie aus seinen Organen dann energetisch gereinigt wiederbekommt?

Antwort: Genauso ist es!

Frage: Das ist aber heftiger Tobak!

Antwort: Deshalb ist es so wichtig, dass die Menschen es erfahren!

Frage: Ok, kannst du jetzt auf Krankheiten und ihre Ursache kurz eingehen?

Antwort: Natürlich. Fangen wir mit Diabetes an. Diesen Menschen fehlt die Süße des Lebens, sie haben keine oder wenig Liebe zu sich selbst. Sie fühlen sich oftmals als nichts wert.

Frage: Kann es sein, dass Sie diese Denkweise aus früheren Inkarnationen mitgebracht haben?

Antwort: Das ist ohne weiteres möglich. Nicht gelöste oder erlöste Problematiken nimmt man ins nächste Leben oft mit. Jetzt komme ich zu zwei Krankheiten die immer mehr an Bedeutung bei euch gewinnen: Parkinson und Alzheimer bzw. Demenz.

Parkinson bekommt man, wenn man ganz tief sitzende Ängste hat, gepaart mit der Absicht, die totale Kontrolle ausüben zu wollen. Aber durch die tiefsitzende Angst, kann diese gewünschte Kontrolle nicht ausgeführt werden. Alzheimer ist ja mittlerweile in aller Munde. Es ist eine extreme Vergesslichkeit. Man kann sich nichts mehr merken. Genauso wie Demenz, welche quasi die Alterserscheinung der Alzheimer Erkrankung ist, wird ein Großteil davon künstlich ausgelöst. Sicherlich trägt der Faktor, nicht bereit zu sein, sein Leben anzupassen und flexibel zu sein, dazu bei, aber der Hauptgrund sind die Umweltgifte, die die Menschen einatmen!

Frage: Wenn Du Umweltgifte sagst, meinst Du nur die immer stärker ansteigende Umweltverschmutzung oder kann es sein, dass Du beispielsweise die „Chemtrails" meinst, falls Du davon schon gehört hast …

Antwort: Und ob ich davon schon gehört habe! Genau die meine ich! Wenn Menschen zuviel Aluminiumpartikelchen einatmen, werden sie dement! Das ist eine gezielte Verschwörung, um die Menschen krank zu machen. Denn wer profitiert davon, wenn die Menschen krank sind? Richtig: Die Pharmaindustrie!

Frage: Entschuldigung, aber Du klingst wie ein Verschwörungstheoretiker. So etwas hab ich schon im Internet gelesen …

Antwort: Lieber Ralf Johann! Ich kenne dich jetzt in diesem Leben seit etwa 18 Monaten. Unsere gemeinsame Freundin, wie Du sie nennst, war kaum das erste Mal hier zur Behandlung, als wir schon unbewusst mit Dir und Deinen Organen Kontakt aufnahmen. Ich kenne Dich besser als Du denkst …

Frage: Moment! Ihr habt Kontakt untereinander aufgenommen und ich hab nichts gemerkt?

Antwort: Doch, Du hast etwas gemerkt, aber es für Eingebungen der geistigen Welt gehalten.

Frage: Ihr kommt doch auch aus der geistigen Welt?

Antwort: Das schon, aber Du dachtest, es sind Engel gewesen …

Frage: Verstehe …

Antwort: Wie wäre es, wenn wir einen kompletten Dialog über Krankheiten, Weltgeschehen und dergleichen als eigenständiges Buch machen würden?

Frage: Da muss ich erst meinen Freund, Verleger und Seelenbruder Richard fragen, ob er so ein Buch machen möchte …

Antwort: Kann ich mir gut vorstellen. So etwas Interessantes hat er noch nicht in seinem Repertoire.

Frage: Woher weißt Du das eigentlich alles?

Antwort: Wir sind untereinander vernetzt. Mehr sage ich ein anderes Mal. Licht und Liebe und denk daran: Die Matrix, in der ihr lebt, erschafft ihr euch selbst!

So weit der Dialog mit dem Elementarwesen, das ich „Herrmann" genannt habe, auf einen inneren Impuls hin.

Es gibt doch tatsächlich Dinge zwischen Himmel und Erde, die ich noch gar nicht wusste.

Ich möchte an dieser Stelle von einem Fall berichten, der einem auch zu denken gibt.

Ein Bekannter von mir ist jetzt 67 Jahre alt. Er heiratete etwa 1970 und war damals überzeugter Vegetarier, Nichtraucher, Antialkoholiker und schimpfte wie ein Rohrspatz auf das Fernsehen und die Verblödung durch die Massenmedien. Schon damals las er esoterische Bücher und Zeitschriften.

Jetzt passierte es, dass er regelmäßig nach dem Stuhlgang Blut verlor. Zuerst machte er sich keine großen Sorgen, doch als es mit den Monaten immer mehr wurde, begann er einen Arzt zu konsultieren. Man stellte fest, dass es eine „Erbkrankheit" sei und er Blutkonserven bzw. Blutplasma eines Spenders dringend benötigte, wenn er nicht bald sterben wolle. Mein Bekannter willigte ein und bekam Blutplasma eines Fremden. Ich muss dazu sagen, dass er sehr dominant und auch sehr beharrlich immer seine ebengenannten Ansichten und Standpunkte vertrat. Nun, nachdem er das Blutplasma gut vertragen hatte, bemerkte seine Frau nach nur wenigen Tagen die ersten radikalen Veränderungen! Er begann, Weizenbier und Rotwein zu trinken, Fleisch (!!!) zu essen und in jeder freien Minute fern zu sehen. Lediglich das Rauchen vermied er auch weiterhin. Allen Freunden und Verwandten fiel das veränderte Verhalten auf.

Gefragt, warum er plötzlich so anders sei, antwortete er, dass es doch gar nicht stimme. Er hätte immer schon gern fern gesehen, Bier, Wein und andere alkoholische Getränke zu sich genommen und Fleisch gegessen. Lediglich das Nichtrauchen und das Interesse an der Esoterik waren geblieben.

Was war geschehen?

Ich fragte mein Innerstes in mir und bekam auch eine Antwort. „Es verhält sich so, geliebter Sohn, dass Menschen, die anderes Blut bekommen, auch augenblicklich deren Informationen, Süchte, Probleme, Vorlieben und alle anderen Dinge übernehmen. Dann findet ein Kampf im Inneren der Person statt und die stärkeren Energien übernehmen die Regentschaft."

Interessanterweise verlor mein Bekannter dann mit der Zeit immer mehr Interesse an seiner Frau und schaute sich nach einem anderen Typ Frau um …

Also sollte einem eine Blutspende doch zu denken geben …

Wahrscheinlich habe ich deshalb immer Konflikte mit meinem Innersten gehabt, Blut spenden zu gehen.

Ich denke, dass der liebe Gott es auch nicht möchte, dass ihm ins Handwerk gepfuscht wird und die Menschen einfach in den Plan des Schöpfers eingreifen – ob es jetzt bei der Organtransplantation oder der Blutweitergabe ist …

Das ist natürlich meine ganz persönliche Meinung zu dem heiklen Thema Blutspenden. Ich respektiere natürlich auch jede andere Meinung dazu. Ich habe es nur aus Sicht der geistigen Welt gesagt.

Etwas Interessantes möchte ich dazu noch sagen:

Eine Bekannte von mir ist sehr schwer krank und ich sprach sie auf das Thema Blutspenden und Transfusion an.

Da zog sie einen Ausweis hervor und auf dem stand, dass sie kein Organspender sei und sie es verbiete, dass man es nach ihrem Tod mache.

Des Weiteren möchte sie keine lebensverlängernden Mittel bekommen, falls sie im Sterben läge.

Diesen Pass hat sie immer dabei und er muss alle zwei Jahre verlängert werden, sagte sie.

Auch hier akzeptiere ich absolut beide Seiten und Meinungen.

Ich finde, jeder Mensch sollte ganz persönlich selber entscheiden, was er möchte, und sich zu nichts zwingen lassen und es sollte auch die Meinung eines jeden Menschen akzeptiert werden.

Das ist oft in der eigenen Familie ein Problem …

Nachts mit Erdheilungsnadel, „Y" und Jonathan

Ich möchte nicht versäumen, die Erlebnisse zu schildern, die in den ersten Nächten geschahen, nachdem ich die Erdheilungsnadel bekommen hatte:

Als Tüftler hatte ich mir damals einen „Raumklärer" selber gebaut. Ich hatte Gips angerührt und in einen Übertopf, der eigentlich für Blumen war, hineingefüllt. Innen lag schon ein schwarzer Turmalin, ein Bergkristall, ein Rosenquarz und ein Amethyst, sowie eine Spirale aus Kupfer, rechtsherum gedreht. Ich steckte noch einen V2A Stab hinein und nachdem das ganze ausgehärtet war, klebte ich eine Blume des Lebens unten drunter und nahm ihn in meine Hände und versenkte mich ins Gebet. Ich bat Gott Vater, ihn zu segnen und dass der Raumklärer genau die Schutzaufgaben übernahm, die ich benötigte. Gut: In dieses V2A Rohr steckte ich jetzt die Erdheilungsnadel von Richard.

Die Nacht hatte es in sich! Ich konnte kaum schlafen, so hoch waren die Energien! Ich war ständig geistig unterwegs und trotzdem am nächsten Morgen fit wie ein Turnschuh, wie man so schön sagt!

Ach ja, die Enden der Erdheilungsnadel waren wie ein „Y" geformt.

Jetzt wollte ich es wissen! Ich schloss die Drähte zusammen. Es war jetzt ein geschlossener Kreis. Das war wesentlich angenehmer!

Die kommende Nacht glaubte ich zu schweben oder zu levitieren. Solche Art von Energien kannte ich noch gar nicht!

Trotzdem waren wir am nächsten Morgen fit und durch das fröhliche Gezwitscher der Vögel vor dem Fenster geweckt worden.

Erst später realisierte ich das!

Es waren die Vögel noch nie so nah am Fenster gewesen!

Klar hörte ich sie oft – aber so laut und wunderschön trällernd?

Am nächsten Morgen ein ähnliches Spiel. Wieder Vogelgezwitscher.

Das musste die Verbindung zu den Energien sein!

Tour de Allgäu 2008

Albin brachte mich auf die Idee. Er war von meiner 2006er Tour so begeistert, dass wir doch 2008 auch so eine machen sollten.

Ich willigte ein. Rose und er kamen zu uns und zu dritt fuhren wir mit meinem VW los.

Die Erdheilungsnadel sollte neben Jonathan, meinem Urteilchenstrahler, die Hauptrolle spielen.

Rose, Albins Frau, saß vorne neben mir und Albin las hinten die Karte.

Da er Rutengänger und auch feinfühlig war, hatte er mir eine Überraschung mitgebracht!

Eine Karte, auf der das komplette Unterallgäu drauf war und zwar jedes kleine Fleckchen, das bewohnt ist. Zudem hatte er sich die Mühe gemacht, alle Leylines, (das sind die Kraftlinien der Erde), welche durch unseren Teil des Allgäus verlaufen, bis ins kleinste Detail einzuzeichnen. Das war schon jahrelang sein Hobby.

Akribisch wie er war, wurden alle Kraftpunkte auch der Reihe nach aufgesucht und überprüft, bzw. auf ihre Energiestärke hin untersucht.

Ich hatte einen vortrefflichen Mitstreiter gefunden!!!

Ihr könnt Euch sicherlich vorstellen, wie groß meine Freude war, als ich sah, dass ein Hauptenergiepunkt einer Leyline nur knapp 200 m von meinem Haus direkt an unserer Wasserquelle im Wald war.

Los ging die Fahrt!

Rose gab ich meine Erdheilungsnadel in die Hand und sie hielt sie während der Fahrt einfach aus dem Fenster, richtete sich auf Chemtrails und viele andere Dinge, die ihr „reinigungswürdig“ erschienen.

Unserer erster Halt war: eine kleine Kapelle bei Engetried. Ich parkte an der Straße unterhalb des Kapellchens, hier im Allgäu nennt man sie „Käppelle“.

Leider war sie verschlossen. Wir gingen einmal um sie herum. Die Energie war im hinteren Teil etwas zu reinigen. Ich hatte mir einen Stock aufgehoben, der in der Nähe herum lag, um ein Loch in der Wiese zu bohren, wo ich die Erdheilungsnadel verankern könne. Als ich mir den Stock genauer an sah, fiel mir auf, dass vorne eine Astgabelung war, sodass das gute Stück wie ein „Y“ aussah. Ein gutes Omen, dachte ich mir!

Das Loch war gebohrt und ich steckte die Erdheilungsnadel etwa ¾ hinein.

Albin testete dabei mit seinem großen Pendel (welches auch sturmtauglich ist), wie lange es dauern würde, bis die Erdheilungsnadel ihre Arbeit verrichtet hatte und die Energie rein ist. Dann richtete ich noch Jonathan auf die Kirche und den Himmel.

Hier war die Arbeit getan. Weiter ging es!

Da ich sehr fühlig bin, kann ich anhand meines rechten Zeigefingers feststellen, wo Kraftplätze sind oder auch negative Energien, wenn ich mit ihm über eine Karte fahre. Je größer die Auflösung der Karte, desto besser ist die genaue Position feststellbar.

Nun, zu einem solchen Punkt fuhren wir jetzt. Ich hatte einen Kraftplatz ausfindig gemacht, der auf einer Wiese oberhalb von Ollarzried, nahe des Weilers Vogelsang war. Dort hatten wir erst einmal ein anderes Hindernis zu bewältigen, bevor wir uns anschickten, den Kraftplatz genau zu finden.

Es standen sechs riesige Windräder auf der Erhöhung. Es war ein relativ warmer Tag, aber hier oben „zog es wie Hechtsuppe“, wie man im Volksmund so schön sagt. Ich hatte als Einziger keine Jacke an.

Genau auf der Anhöhe, etwa 100 Meter von den gigantischen Windrädern entfernt, hielten wir an. Kein Auto war weit und breit zu sehen.

Mein Y-Stock bohrte ein Loch und ich setzte die Erdheilungsnadel hinein. Die Kupferdrähte formte ich zu einem Ypsilon. Jonathan unterstützte die Arbeit und los ging die Transformation!

Man sollte die Energie eines Windrades niemals unterschätzen und hier standen gleich sechs Stück in unmittelbarer Nähe!

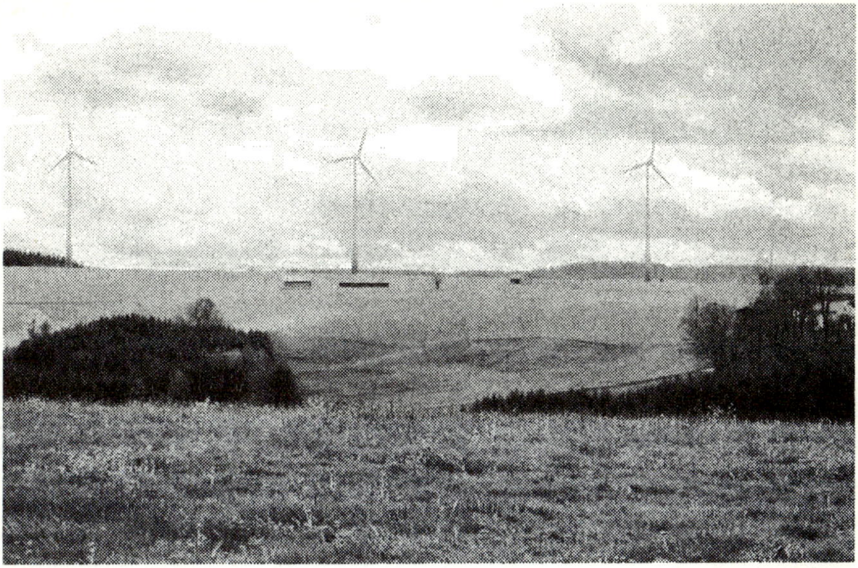

Die Anhöhe mit den gigantischen Windrädern.

Einige Minuten dauerte es, bis Albin den rechten Daumen hob. Er hatte „entstört“ signalisiert.

Ich hob meine rechte Hand und hielt sie in Richtung Windräder. Ja, da piekste nichts mehr in meiner Hand, die Energie war rein!

Ich habe die Fähigkeit von Gott Vater bekommen, alles in den Händen zu fühlen und zu spüren. Positive Energien nehme ich als wohliges Kribbeln war, Negative als stechende oder pieksende Energie!

Frohen Mutes fuhren wir weiter. Nach etwa 500 m stoppte ich.

„Dort rechts rein“, sagte plötzlich mein Mund und ich lächelte.

Albin nickte. Wir bogen ab.

Vor uns war eine ganz gewöhnliche Wiese, die wohl mehrere Hektar groß war.

Kühe waren keine zu sehen und auch kein Zaun.

Wir stiegen aus und suchten den Kraftort, den ich auf der Karte gespürt hatte.

Albin's Landpendel ging immerzu und ich hielt meine rechte Hand nach vorne zur Orientierung.

Nach etwa 300 m Laufen hatten wir bald den Kraftplatz erreicht.

Wundervolle Energien durchflossen uns drei dort.

Jetzt bohrte ich genau an der Stelle, wo meiner Meinung nach die Energie am Höchsten ist, ein Loch mit dem Y-Stock. Dann gab ich die Erdheilungsnadel hinein.

Als ob uns jemand ärgern wollte, flogen wieder einige Maschinen über den Himmel und „sauten" ihn mit Chemtrails voll.

Albin holte jetzt seinen eigenen Urteilchenstrahler heraus und hielt ihn Richtung Himmel. Ich richtete die Erdheilungsnadel aus und schon nach etwa 30 Sekunden begannen sich die ersten Chemtrailbahnen aufzulösen.

Wir brauchten etwa 5-6 Minuten, dann war der Himmel dort an der Grenze Unterallgäu / Ostallgäu absolut rein.

Wir waren begeistert!

Lag das an der Kraftplatz-Energie, dass es so schnell ging oder an den beiden Urteilchenstrahlern und der Erdheilungsnadel?

Wir wollten es genauer wissen und setzten daher unseren Weg fort. Oben auf der Hauptstraße ging es rasch Richtung Grenze Unterallgäu – Ostallgäu.

Genau auf der Grenze hielt ich an und bat meine beiden Freunde, mal auszusteigen, um den Unterschied energetischer Art zu überprüfen.

Stand ich auf Unterallgäuer Seite, war die Energie anders, als einen Schritt weiter auf Ostallgäuer Seite.

Wie konnte das sein? Was passierte hier?

Die beiden bestätigten mir das. Auch sie spürten es am ganzen Leib.

Dieses Experiment habe ich mittlerweile einige Male an verschiedenen „Grenzen" vollzogen. Die Energie im Oberland-, also Oberallgäu, ist wieder eine andere und die Energie an der Grenze nach Augsburg ebenso.

Wie kann aber so etwas geschehen?

Hat da jemand eingegriffen?

Manchmal verläuft eine Grenze ja durch ein Dorf. Sind die Energien der Menschen auf der einen Seite anders als auf der anderen Seite?

Ich beschloss, diesem Phänomen noch vor Abschluss des Buches auf den Grund zu gehen. Geduldet Euch also noch ein wenig!

Wir hielten jetzt bei jedem „Marterl" an. Egal ob es eine Verehrung für Maria oder für Jesus war.

Erstaunt stellten wir fest, dass jedes Wegkreuz belastet war mit negativen Anhängseln. Liebevoll wurde jedes gereinigt und die negativen Schwingungen in positive gewandelt bzw. ins Licht abgegeben, wie ich immer zu sagen pflege.

Den Grund für diese negativen Anhängsel können wir uns eigentlich nur so erklären, dass viele Menschen immer wieder zu diesen „Marterln" gegangen oder gepilgert sind und dort ihren „seelischen Müll" und ihre Probleme regelrecht abgeladen haben. Eine Bestätigung dafür bekamen wir in einer Wallfahrtskirche in der Nähe, wo an der Stelle, an der die Bittbriefe, Schildchen und Danksagungen hingen, auch viel negative Energie war. „Seelische Müllabladung" haben wir das dann namentlich getauft. Auch hier half die Reinigung mit Erdheilungsnadel, die einfach in der Hand gehalten wurde und dann auf die Wand mit den Bitten und Danksagungen gehalten sowie als Unterstützung natürlich Freund Jonathan, der immer mit dabei ist.

Anmerkung der Verlegers: Mir persönlich ist nicht ein negatives Wegkreuz begegnet, aber ich nehme immer arme, herumirrende Seelen an solche Orten wahr, die darauf warten, dass jemand kommt und ein Gebet spricht. Dieses Energiefeld, das bei einem Gebet entsteht, ist wie Labung für diese Seelen. Ich vermute dass Ralf Johann mit der starken Kraft des Uri unterbewusst einen Lichtkanal aufgebaut hat und diese Seelen ins Licht geben konnten. Damit hat sich auch die schwere Schwingung nicht mehr messen lassen. Erfahrungsgemäß versammeln sich aber nach einiger Zeit wieder neue Stellen an diesem Ort, so dass diese Arbeit von Zeit zu Zeit wiederholt werden sollte.

Der „seelische Müll", den die Leute abladen, wird sofort von Engeln, die sich auch immer an solchen Stellen aufhalten, transformiert.

Zurück zu unserer Tour de Allgäu.

Interessant wurde es in Eheim. Dort kamen wir am Ortseingang erst einmal zu einem Marterl. Nachdem die Reinigung vollzogen war, trieb uns ein Impuls in das Dorf hinein. Dort stand eine schöne kleine Kapelle.

Wir parkten und stiegen aus. Ich hielt meine rechte Hand hoch und schon piekste es! Es piekste überall!

Wir gingen um das Käppelle herum und ich richtete die Erdheilungsnadel vor mich hin. Diesmal probierte ich es ohne Jonathan. Albin ging hinter mir her und prüfte, wie weit die Reinigung und Entfernung der störenden Energie vonstatten ging. Etwa fünf Minuten brauchten wir zu einer Umrundung der Kapelle.

Sie stand auf einer Erdstörungszone. Wir waren überrascht!

Wir kamen schier aus dem Staunen nicht heraus, als wir uns den Aufgang vornahmen. Diese Reinigung dauerte länger.

Dort war eine Erdverwerfung und zwar dermaßen „delikat", dass allen Menschen, die den Weg hinauf zum Käppelle gingen, regelrecht Energie auf den Stufen abgezogen wurden. Jemand, der ungeschützt dorthin unterwegs war, verlor noch viel Energie, bevor er sich auf eine Bank innen setzen konnte.

Da die Kapelle auch noch auf einem Störungsplatz stand, war es bestimmt nicht angenehm, dort zu verweilen, denke ich mal.

Jedenfalls ist damit jetzt Schluss!

Wir haben alles entstört und umgeleitet, sodass seitdem ein strahlungsfreier und stressfreier Gang ins Käppelle möglich ist.

Schräg gegenüber des Käppelle sahen wir eine Straße, über der eine Einfahrt Richtung hochgelegenem Stadel war. Sofort spürten wir: GEFAHR!

Also nichts wie hin und entstören!

Jonathan half unserer Erdheilungsnadel und kurze Zeit später kam: ENTWARNUNG!

Wir überlegten, was denn dort so gefährlich war?

Meine innere Stimme, in dem Fall mein Geistführer, meldete sich telephatisch zu Wort. (Das macht er nicht immer, aber recht oft, vor allem wenn Hilfe gebraucht wird).

Er sagte mir, dass dort an der Stelle mal ein schwerer Unfall passiert war und diese Energie des Todes und der Angst noch im Raum „hing".

Solche Energien sind sehr oft noch dort anzutreffen, wo schwere Unfälle, meistens mit Todesfolge und Schocksituationen, passierten.

Er erinnerte mich daran, dass es auf manchen Autobahnen unerklärlicherweise immer an den gleichen Stellen zu schweren Unfällen kommt.

Wenn wir so etwas hören, dürften wir sofort ein Gebet sprechen und die „arbeitslosen Engel", wie ich sie immer nenne, dort hinschicken zur Hilfe, Reinigung und Klärung.

Auch vor Tunneln und Bahnübergängen ist die Gefahr eines Unfalls sehr groß!

Ich kann ja nicht nur Engel und Naturwesen spüren und mit ihnen kommunizieren, sondern auch dunkle Wesen. In Tunneln oder dunklen Orten, wie Ruinen beispielsweise, halten sie sich sehr gerne auf.

Dazu möchte ich ein kurzes Beispiel einflechten, das meines Erachtens von großer Wichtigkeit ist:

Im Oberallgäu, genauer in Sonthofen, hatte ich 1998 einen genialen Didgeridoo Bauer und Spieler kennen gelernt. Ich reinigte ihm damals sein Haus und schickte alle Wesen, die dort waren und ihn ärgerten, ins Licht. Sein Hund nahm diese Wesen vorher auch immer wahr und bellte sie an.

Jedenfalls war er so dankbar darüber, dass er mir als Energieausgleich ein Didgeridoo schenkte. Ich konnte mir eins aussuchen. (Es steht jetzt etwa 5 Meter hinter mir an der Wand und ab und zu spiele ich darauf).

Jedenfalls ging er jeden Tag Gassi mit seinem Hund und wenn er geeignetes Treibholz in der Iller fand, nahm er es mit, um daraus in Handarbeit ein „Allgäuer Didgeridoo" zu bauen.

Er erzählte mir, dass er oft in Höhlen und unter Unterführungen spielte. Sein Hund war immer mit dabei. Fast jedes Mal kamen dann Spukwesen oder dunkle Gestalten.

Er fragte mich, ob er sie durch sein Didgeridoo-Spiel angelockt hatte oder ob sie sowieso da waren und jetzt nur neugierig schauten, wer dort spielt.

Ich bekam als Antwort „von oben", dass Beides der Fall wäre. Würde er in Wut oder Aggression spielen, locke und ziehe er dunkle Wesen aus einem riesigen Umfeld an. Das Didgeridoo verstärke in dem Fall seine Aggression. Andererseits, wenn er an der frischen Luft spiele und gut „drauf" sei, würden sich die dunklen Wesen nicht angezogen fühlen, sondern nur lichte Wesen und Elfen, Feen und andere liebliche Gestalten kommen.

Ich folgere also daraus, dass die Intention, mit der man etwas macht, sehr wohl wichtig und oftmals ausschlaggebend ist!

Mit dem Didgeridoo kann man auch Worte formulieren. Wenn man beispielsweise „love“ oder „Liebe“ durch das Didge singt, ist gleich eine wundervolle Energie da.

Mit diesem Wissen, das Ihr jetzt auch habt, konnten wir das Problem von Brücken, Unterführungen, Eisenbahnbrücken und Bahnübergängen lösen.

Fast überall sind dort schon Unfälle passiert und die negativen Energien „hängen“ dort oft noch in der Luft.

Macht es uns doch einfach nach und nehmt Euch die Zeit, in Eurer Nähe alle diese Orte und Plätze einmal zu reinigen.

Ihr müsst dafür nicht einmal aussteigen!

Es reicht auch, im Vorbeifahren im Auto kurz in Gedanken ein Gebet zu formulieren oder die Engel (auch die arbeitslosen, die sich nach Aufgaben sehnen, zu bitten, dort den Ort zu klären.)

Mit Bahnübergängen hat es aber ein besonderes Bewandtnis:

Als ich ein ganz kleiner Bub war, mochte ich Autofahren recht gern.

Nur habe ich oft aus unerklärlichen Gründen (jedenfalls für meine Eltern) angefangen zu schreien oder mir die Ohren zu gehalten oder „Hilfe, Stopp“ etc. gerufen.

Als ich in die Pubertät kam, war es vorbei.

Heute weiß ich natürlich, was es war.

Ich war so sensibel und feinfühlig, dass ich die Schwingungen, Ängste und seelischen Blockaden der Menschen bzw. Orte wahrnahm, an denen wir vorbei oder drüber fuhren.

Bei jedem Bahnübergang sagte ich meinem Vater, dass er langsam fahren solle. Tat er es, war es auszuhalten.

Wenn er mich ärgern wollte und es mit Absicht nicht tat, schrie ich!

Was war der Grund, werdet Ihr jetzt sagen:

Nun, eigentlich ein ganz banaler!

Das Schienennetz ist überall miteinander verbunden. Das bedeutet aber auch, die Schwingungen.

Nun stellt Euch vor, in Köln geschieht auf einem Bahnübergang ein schwerer Unfall mit Todesfolge durch Schockeinwirkung. Jetzt kann ein feinfühliger Mensch diese Schwingungen der Angst beispielsweise nicht nur dort wahrnehmen, sondern an jedem Bahnübergang in Deutschland!

So erging es mir als Kind. Ich spürte die Qualen, Sorgen und Ängste der Menschen und teilweise auch der Seelen, die nicht ins Licht gingen, sondern noch dort waren und energetisch mit dem Eisenbahnnetz verbunden sind.

Aber versuch das mal, deinen Eltern zu erklären, die mit spirituellen Dingen nichts am Hut haben, die halten dich doch für … na ja, ihr wisst schon …

In der Pubertät war es fast weg! Das weltliche hatte das geistig-spirituelle überlagert. Nach der „Umwandlung" in einen jungen Mann kam das Geistige aber mit großen Sprüngen wieder.

Ich lernte durch das Gebet und einfach durch Bitten, diese „Bahnübergangs-Energien" umzuwandeln bzw. meinen Körper besser zu schützen, dass nicht alles Negative an ihn heran gelassen wurde.

Heutzutage segne ich alle Wesen und Energien an Bahnübergängen und fahre bewusst und mit einer liebevollen Dankesenergie hinüber. Ich bremse ab und bitte und segne die armen Seelen und beschleunige erst wieder, nachdem ich die Gleise passiert habe.

Dieses erzähle ich immer wieder spirituellen Menschen, die ich treffe, und fast jeder spürt diese doch sehr andere Energie, wenn er über Gleise geht oder fährt. Natürlich passieren weltweit immer wieder Zugunglücke, aber je mehr Menschen bewusst an Bahnübergängen der Seelen, Opfer und Energien gedenken und helfen, diese Energien zum Einen aufzulösen und zum Anderen den Seelen ins Licht verhelfen, ist es ein weiterer wichtiger Schritt für uns und Mutter Erde. Was für ein langer, aber wichtiger Satz!

Zurück zu unserer Tour de Allgäu.

Wir reinigten an diesem Tag noch einige Orte und Plätze und Rose hielt während der Fahrt immer die Erdheilungsnadel aus dem Fenster.

Interessanterweise merkten wir, dass es bei einem Bahnübergang auch schon oft reichte, die Erdheilungsnadel Richtung Bahnübergang zu halten und „Gott Vater hilf" oder „Liebe Engel helft" zu sagen. Gleiches haben wir auch mit Jonathan, meinem Urteilchenstrahler, erlebt.

Auch bei Brücken und Tunnel, speziell auf der Autobahn, haben wir so in dieser Weise gereinigt.

Der Kolbergtunnel auf der A96 ist so ein Fall. Man kann schlecht aussteigen und reinigen (außer, es ist Stau im Tunnel). Während jeder Fahrt durch diesen Tunnel halten wir die Erdheilungsnadel heraus und ich spüre bei jeder Fahrt sofort eine Erleichterung.

Mir wurde von „oben" gesagt, dass viele Menschen Angst hätten, durch Tunnel zu fahren und diese Ängste sich natürlich auch dort festsetzen.

Deshalb finde ich es wunderbar, dass mein Freund Richard diese wunderbare Erdheilungsnadel gebaut hat und sie so vielfältig eingesetzt werden kann.

Die Tour war abends zu Ende und wir waren überglücklich, einiges für Mensch, Tier, Natur und Mutter Erde getan zu haben.

Die Erdheilungsnadel im weiteren Einsatz

Am nächsten Tag telefonierte ich mit meinem Freund Patrick und erzählte ihm stichpunktartig davon.

Im Laufe des Gespräches erzählte er mir, dass er ein wichtiges Gespräch beim Amt hätte und er bat mich, alles einzuhüllen.

Nachdem ich aufgelegt hatte, überlegte ich, wie ich es denn machen könnte.

Ich dachte nach und schon war meine „innere Stimme“ wieder da.

Ich sollte doch im Internet das Gebäude suchen und ein Bild davon bestrahlen mit der Erdheilungsnadel. Es würde funktionieren!

Sofort setzte ich die Eingebung in die Tat um.

Ich fand über meine Suchmaschine das passende Foto.

Ich hielt die Erdheilungsnadel auf das Gebäude. Die Kupferdrähte waren zum „Y“ geformt.

Sogleich spürte ich die warme Heilungsenergie, die aus der Erdheilungsnadel heraus floss und via TFT Monitor in das Bild des Hauses ging.

Am Abend rief Patrick an und erklärte mir, dass er die hohen Schwingungen deutlich gespürt hatte und die Beamten total freundlich gewesen wären.

Das spornte mich jetzt natürlich an!

Richard hat auf seiner DVD zur Erdheilungsnadel auch kurz angedeutet, dass man die Drähte vorne zusammendrehen kann und so positive Energie auch für den Körper nutzen kann.

Ich hatte das längst probiert und auch gespürt, dass es so ist.

Aber wie würden andere auf diese Energie reagieren?

Ich testete es mit einem großen Baum aus, der bei uns im Garten steht.

Wenn ich den Baum umarme, kann ich mit dem Baumbeschützerwesen Kontakt aufnehmen. Das kann eigentlich jeder Mensch! Es wird nicht jeder Stimmen hören, aber ein Gefühl von Wärme oder Geborgenheit kommt bestimmt!

Probiert es einmal aus! Es lohnt sich!

Jedenfalls bohrte ich ein Loch und steckte die Erdheilungsnadel direkt neben dem Stamm in die Erde. Die Drähte waren verbunden.

Danach umarmte ich den Baum.

Eine wunderbare Wärme durchflutete mich!

Er erzählte mir telephatisch, dass das eine wunderbare Anreicherung von Liebesenergie ist und ich die Erdheilungsnadel, die fest verankert ist, regelmäßig an den Kupferdrähten verändern sollte. Nicht nur „Gabel“ oder „Ypsilon“ Ausrichtung, auch die geschlossene Variante.

Ich dankte ihm und ging zu meinem Chembuster, der auf einem Kraftplatz im Garten steht.

Ich hielt die Erdheilungsnadel Richtung Chembuster und er „sprach“ zu mir.

Ich hatte deutliche Sätze im Kopf.

Er empfände die Energie als wundervoll weich, ähnlich wie es einem Menschen jeglichen Alters ging, wenn man ihm liebevoll über die Wange streichelt.

Macht es mal bei Euch selber oder anderen Menschen. Streichelt ihnen über die Wange, ganz zärtlich und liebevoll. Sie fühlen sich dann an die Geborgenheit der Kleinkindzeit zurück erinnert.

Zurück zu meinem Chembuster: Er signalisierte mir, dass er zwei Körbler'sche Zeichen und eine Rune auf jedes Kupferrohr geklebt haben wollte.

Das „Y“ und das Zeichen gegen Elektrosmog.

Hagal-Rune

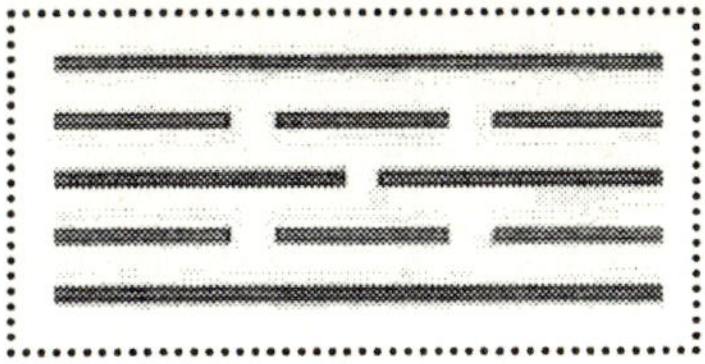

Elektrosmog-Zeichen

Als Ergänzung kam noch das Wort: Hagal-Rune.

Ich kannte es. Es ist ein Heilungszeichen.

Ich sagte ihm, dass ich es machen werde und ging ins Haus, um die Zeichen auszudrucken und dann aufzukleben.

Als ich meine Arbeit vollbracht hatte, bekam ich sehr warme Energien von meinem Chembuster zu spüren.

Ich hatte übrigens die Zeichen ausgedruckt und mit braunem Klebeband auf den Rohren befestigt.

Zu meinem Chembuster möchte ich noch sagen, dass es kein herkömmlicher ist, wie man im Internet überall Bauanleitungen findet, sondern er nach Vorgaben meiner „inneren Stimme“, gebaut wurde.

Statt Polyesterharz habe ich Kleister(!!!) genommen, da die Kristalle sich sonst lebendig begraben gesehen hätten.

Ich nahm einen großen Metallkübel und verfuhr ähnlich wie die meisten Chembusterbauer. Statt Polyesterharz wie gesagt Kleister. Im Deckel des Kübels wurden Löcher gemacht, so dass die Kupferstangen durchpassten. Die Löcher im Deckel wurden mit Kerzenwachs zugemacht, damit nichts hinein kann. Die Rohre wurden oben mit transparentem PVC überstülpt und dann mit Autoschellen zugezogen, damit keine Feuchtigkeit hinein kann.

Dann kam er in die Erde auf unserem Kraftplatz.

Was glaubt ihr, was alles geschehen ist (außer Chemtrails auflösen?)

Nun, die Katzen kommen in die Nähe und liegen auch bei Regen dort, ein Vogelgezwitscher sondergleichen in dem Baum hinter dem Chembuster. Alles blüht, gedeiht und wächst in XXL-Tempo!!!

Jetzt ist es etwa eine Woche her, seit ich die Zeichen beim Chembuster angebracht habe. Die Energie ist noch subtiler und feiner geworden und ich hab nicht mehr das Gefühl der Schwere, wenn draußen drückendes Wetter ist.

Die nächste Herausforderung für die Erdheilungsnadel war auch in unserem Garten:

Eine wunderschöne, etwa 18 Meter hohe Fichte hatte sich derart geneigt, dass sie drohte, auf das Nachbarhaus zu fallen.

Unser unfreundlicher Nachbar verlangte, dass sie weg käme, sonst würde er andere Schritte einleiten. Er hatte Angst um sein Haus!

Ich sprach mit dem Baumwesen, den wir liebevoll „Hüter des Hauses“ nannten, da er so groß und mächtig war.

Er verstand die Situation und war nicht traurig. Die einzige „Bedingung“ die er gerne hätte, war, dass ein Teil seiner Energie in ein junges Fichtenbäumchen gehe solle, das sich gerade anschickte, zu wachsen. Ein Teil seiner Energie blieb in ihm, wie wir später merkten.

Der traurige Tag kam und der „Wächter des Hauses“ wurde Stück für Stück abgesägt.

Der Mann von der Gemeinde war ein Profi. Es dauerte gerade mal eine Stunde.

Zurück blieben wir – sehr traurig!

Nachdem die Aufräumarbeiten vollzogen waren, setzte ich mich auf den Baumstumpf.

Alles pochte und pulsierte in mir.

Er war noch da!

Ich jubelte!!!

Ich bekam den Impuls, die Erdheilungsnadel direkt neben ihn in die Erde zu setzen. Dann stellten wir uns abwechselnd auf den Baumstumpf. Es war ein weiterer Kraftplatz entstanden!

Doch jetzt zurück zu dem Experiment:

Ich richtete die Erdheilungsnadel mit den geschlossenen Kupferdrähten Richtung Baumstumpf.

Er reagierte liebevoll.

Ich setzte mich auf dem Stumpf und wir kommunizierten.

Er sagte, dass prinzipiell alle Bäume untereinander verbunden, ja vernetzt seien, aber man die Informationen auch ausschalten kann, ähnlich einem Fernseher, den man ausschaltet, wenn man nichts sehen möchte.

Er brachte mich auf die Idee, die Regenwälder in Südamerika mit Heilenergien zu bestrahlen, in der Hoffnung, so ein Umdenken der Menschen zu erwirken, die weiterhin die „Lunge der Erde", die Regenwälder, abholzten.

Nun, ich werde es tun und ich kann Euch nur empfehlen, es auch einmal zu tun.

Es reicht, wenn Ihr Eure Erdheilungsnadel in die Erde steckt (vielleicht bei einem großen gesunden Baum) und dort meditiert und betet Ihr für den Erhalt der Regenwälder oder was immer Ihr auch dann an Heilungsenergien erbittet. Die Erdheilungsnadel verbindet sich mit den anderen Erdheilungsnadeln der Erde, mit den Luftengeln, den Sylphen, den zahlreichen Naturwesen, ob es jetzt Elfen, Feen, Zwerge, Nixen oder ihr Oberhaupt Pan ist. Ihr verbindet Euch auch mit den Devas und bittet sie auch zu helfen.

Alles was ihr in Liebe macht und in Verbindung mit dem lieben Gott, das wird auch in Liebe geschehen. Denkt aber daran, dass ihr Gott Vater auch sagt, „dein Wille geschehe!".

Denn: Eingreifen dürfen wir nicht, wir müssen den freien Willen jedes Einzelnen berücksichtigen!

Jetzt komme ich zu weiteren Anwendungsmöglichkeiten der Erdheilungsnadel:

In einem Raum könnt Ihr sie ohne Weiteres in ein Gefäß stellen, wo sie gerade steht. Eine Flasche oder Vase. Denkt aber daran, dass bei der Flasche ein vorhandener Strichcode vorher entstört sein sollte.

Also stellt die Erdheilungsnadel hinein und spürt mal die Energien.

Einmal in „Gabel", „Ypsilon" und dann in geschlossener Position.

Bei der geschlossenen Position bewirkt die Energie eine Raumklärung.

Ich habe festgestellt, dass es bei uns Mücken und auch Fliegen abhält. Das kann auf dem Land schon mal zur Plage werden …

Als nächstes habe ich das Experiment gemacht und die Erdheilungsnadel in einen Blumenkübel gesteckt, der auf der geschlossenen Terrasse, ähnlich einem Wintergarten, steht. Diesmal wurde das Experiment nicht mit Blitz und Donner und sintflutartigen Regenfällen begleitet (siehe mein Buch „Praktischer Alltag mit dem Urteilchenstrahler").

Die Erdheilungsnadel verbreitete gleich eine harmonische Schwingung und mit geschlossenem Kreis hielt sie bei geöffneter Tür auch hier die Fliegen weg.

Die nächste Frage war: Was passiert mit Leitungswasser, das nicht bearbeitet und aufgeladen war?

Ich experimentierte mit Leitungswasser, das vom Hahn in ein neutrales durchsichtiges Glas gefüllt wurde.

Ich habe das Glas vorher nicht berührt und auch nicht das Wasser eingefüllt.

Dann nahm ich die Erdheilungsnadel und hielt sie mit geschlossenen Drähten über das Glas.

Zuerst passierte nichts. Nach zwei Minuten etwa begannen sich Perlen im Wasser zu bilden (ähnlich, als wenn Kohlensäure drin ist).

Die Bläschen wurden immer mehr.

Nach etwa 10 Minuten stoppte ich den Vorgang und fasste zum ersten Mal das Glas an und trank von dem Wasser.

Es schmeckte weicher als ich es von unserem Leitungswasser gewohnt war, wenn es nicht aufgeladen ist.

Wohlgemerkt, es wurde nicht gesegnet und energetisiert durch mich, sondern nur durch die Erdheilungsnadel aufgeladen.

Fürs Auto hatte ich mir überlegt, eine Halterung am Armaturenbrett zu basteln, in der man die Erdheilungsnadel befestigen kann, denn schließlich hat man nicht immer einen Beifahrer dabei und während der Fahrt die Erdheilungsnadel selbst zu halten, ist etwas heikel.

Es ist so faszinierend anzusehen, wie während der Fahrt sich die Chemtrails auflösen und man Gutes tun kann.

Albin und Rose kamen wieder vorbei und fragten, was es Neues gebe.

Ich antwortete Ihnen, dass ich mit der Erdheilungsnadel Experimente machte und schilderte sie ihnen. Sie waren ganz entzückt darüber.

Plötzlich lächelte Albin verschmitzt und sagte:

„Ich hab dir was mitgebracht, Ralf Johann."

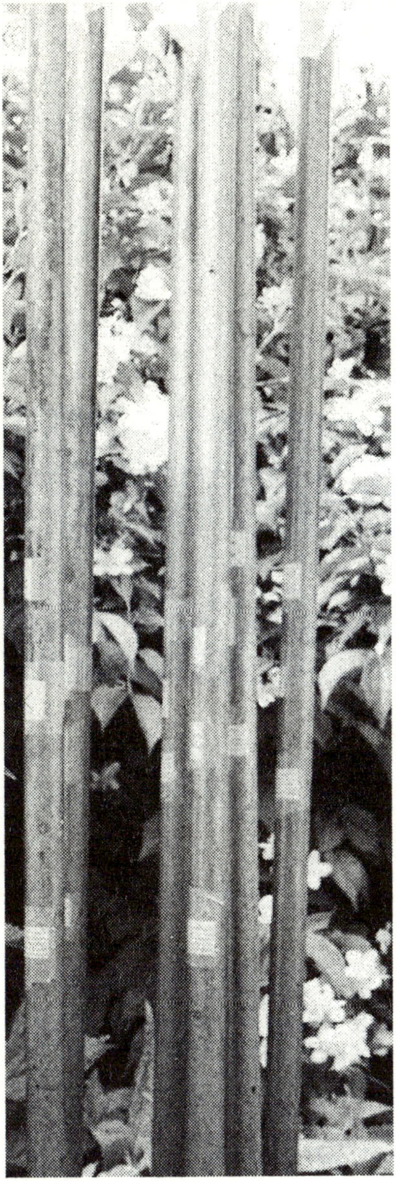

Chembuster mit Körbler'schen Symbolen

Dann holte er aus der Tasche einen Stab mit einem Kristall vorne dran heraus.

Ich lächelte. Den kannte ich doch.

„Das ist der Vril-Stab, den Richard entwickelt und gebaut hat, richtig?"

„Ja," antwortete Rose und lächelte.

„Genau genommen, heißt er Vril-Energiestab," meinte Albin schmunzelnd.

„Leihst Du mir den mal?" fragte ich und muss wie ein Schulbub geschaut haben, der um sein heiß geliebtes Lieblingsgeschenk flehend bettelt, welches er sich zum Geburtstag wünscht.

„Er gehört mir", lächelte Rose, „ich leihe ihn Dir gerne für deine Experimente."

„Klasse!" rief ich vor Freude!

Experimente mit dem Vril-Energiestab in Verbindung mit dem Urteilchenstrahler, der Erdheilungsnadel und den Körbler'schen Zeichen

Ihr könnt Euch sicher vorstellen, dass meine Freude sehr groß war!

Ich umarmte Rose sehr innig und versprach, ihr den Stab nach Beendigung des Buches spätestens wieder zu geben.

Sie nickte mit einem Augenaufschlag.

Draußen in etwa 5-10 km Entfernung am Himmel waren wieder Flieger (oder Drohnen?) unterwegs und sprühten Chemtrails, um den Himmel wieder einmal „zuzumüllen", meines Erachtens nach.

Sofort kam der Vril-Energiestab zum Einsatz.

Ich nahm ihn wie einen Zauberstab in meine rechte Hand und sprach ihn sehr leise an.

„Ich grüße dich, mein Freund. Rose hat dich mir freundlicherweise zur Verfügung gestellt und ich bitte dich jetzt, mir bei all meinen Experimenten zum Wohle aller zu helfen."

Während ich das sagte, stieg eine wohlige Wärme in mir auf und es kribbelte überall.

Ich nahm ihn hoch und hielt ihn dorthin, wo die Chemtrails sich langsam entwickelten und auseinander zogen.

Ich machte schneidende Bewegungen, als wolle ich sie zerschneiden mit dem Vril-Energiestab.

Jetzt beobachteten wir drei was geschah.

Siehe da, der „Schnitt" hatte geklappt. Der Chemtrail-Streifen wurde unterbrochen.

Sofort fuhr ich fort mit „Abschneiden". Dabei sprach ich 3x leise: „Jesus Christus ist Sieger!"

Die Chemtrails wurden nicht nur abgeschnitten, sondern begannen sich auch aufzulösen und Luftengel, sogenannte Sylphen, zeigten sich.

Ich gab Albin den Vril-Energiestab und deutete ihm an, er möge einmal die Bovis-Einheiten mit Hilfe seines Pendels ermitteln.

Er nickte und kurze Zeit später sagte er mir, dass sie zu hoch seien, er könne nur schätzen ...

Jenseits von 50.000 Einheiten.

Das gleiche machte er jetzt mit der Erdheilungsnadel und Jonathan.

Er hatte seinen Pendel so programmiert, dass er bis 50.000 Einheiten genau anzeigte und alles was darüber ist nur pauschal, da diese Energien ja eh so hoch sind, das sie Heilenergien par Excellence ausstrahlten.

Jetzt holte ich meinen YPSILON-Anhänger. Er war an einer Kette befestigt. Ich hatte das gute Stück in einem Laden entdeckt. Eigentlich war er so gedacht, dass man ihn am Schlüsselbund oder dergleichen trägt. Beispielsweise wenn die Trägerin Yvonne oder so heißt. Vornamen mit Y sind ja recht selten.

Nun, ich habe ihn mit Jonathan gereinigt von allen Fremdenergien. Jetzt prüfte Albin die Energie dieses Y-Anhängers. Die Schwingung war sehr hoch und das Pendel schlug sehr stark aus.

Ich gab es Rose in die Hand. Sie war ebenfalls fühlig. Es kribbelte ihr am ganzen Körper.

Ich schloss daraus, dass die Körbler'schen Zeichen, wie dieses Y, auch in jeder Lage positive Energie aussenden, solange sie richtig herum stehen oder hängen.

Als Überraschung schenkte ich den beiden auch ein „Y", da ich in dem Laden gleich eins mehr besorgt hatte.

Liebe Leser, wenn Ihr ein Ypsilon seht und es Euch anspricht, dann kauft es ruhig. Reinigt es mit der Rückseite Eures Urteilchenstrahlers und schon habt Ihr eine wundervolle Hilfe.

Selbstverständlich ist es auch möglich, ein Y auf Papier zu malen und es im Auto hinzukleben oder es direkt aufzumalen.

In diesem Zusammenhang bekomme ich gerade eine Botschaft …

Vielleicht haben Bundeswehrfahrzeuge in Deutschland deshalb selten Pannen oder Unfälle, weil sie ja ein Y aus ersten Buchstaben auf ihrem Nummernschild haben …

Es gibt ja bekanntlich keinen Zufall …

Vielleicht gibt es bei Verbreitung der positiven „Y"-Schwingung bald mehr Kinder mit „Y" als Anfangsbuchstaben …

Hier ein paar Anregungen dazu:

Yorck, Yohannes, Yanni, Yussuf, Yule (das ist das schottische Wort für Weihnachten), Yves, Yago, Ying & Yang, Yvonne, Yasmin, Yanina, Yara (Königin des Wassers), Yessica, Yolanda ...

Und viele mehr …

Es ist bestimmt was dran, das Kinder mit einem Ypsilon als Anfangsbuchstaben ständig positive Energie bekommen, ohne etwas dafür zu tun …

Ich habe schon angefangen, den Buchstaben „Y" hinzumalen, wo ich gerade bin.

Klein und dezent, aber immer richtig herum.

Mein TFT-Monitor hat an dem Tag, wo ich meinen Chembuster mit den Zeichen bestückte, auch eins bekommen. Es tut ihm sehr gut!!!

Das nächste Experiment ist sehr interessant:

Ich habe ein großes Ypsilon ausgedruckt und mit meinem Folienschweissgerät eingeschweisst.

Dieses Pad lege ich jetzt richtig herum in der Küche an die Wand. Ich habe jetzt alle möglichen Lebensmittel schon darauf gestellt und Ihr könnt Euch sicherlich vorstellen, was jetzt kommt:

Richtig! Sie waren frischer, schmeckten irgendwie „lebendiger".

Der nächste Test fiel mir als Tüftler relativ schnell ein.

Wie verhielt sich die Y-Energie in Verbindung mit der geballten Power Energie von Jonathan?

Nun, das ließ sich schnell herausbekommen:

Ich stellte Jonathan auf und verband ihn mit der Engelwabe. Dann legte ich ein Ypsilon Zeichen auf die Wabe vor mich hin.

Jetzt kam ein Glas Leitungswasser dran.

Die Perlen, die ich vorhin beschrieb, waren noch schneller im Wasser und es schmeckte weich und energetisierte den Körper.

Das gleiche Experiment machte ich mit dem Ora-Orgonstrahler.

Es perlte auch nach einigen Minuten und das Wasser schmeckte auch sehr gut. Mit Jonathan war es etwas energetischer, ansonsten klappt es auch mit dem Ora-Orgonstrahler, nur nicht so schnell und so stark.

Albin hatte mir einen Stein geschenkt, der vom Heilstollen in Nordenau stammt. Nordenau liegt im Sauerland und hat eines der stärksten Heilwasser dieses Planeten.

Der Stein war derartig stark mit der Heilwasserquelle aufgeladen, dass er nur in die linke Hand genommen werden braucht und in der rechten Hand ein Glas Leitungswasser. Die Information überträgt sich.

Jetzt legte ich den Heilstein, denn so etwas war er im Laufe der Zeit geworden, auf die Wabe von Jonathan und bestrahlte neutrales Leitungswasser.

Wow! Das geht aber schnell! Alles voller Energiebläschen!

Dieses Wasser hätte ich jetzt gerne Herrn Emoto mal für ein Energiebild zum Testen gegeben. Die Heilschwingung des Nordenau-Wassers in Verbindung mit der Energie meines Urteilchenstrahlers …

Der nächste Versuch mit Leitungswasser wurde mit dem Vril-Energiestab gemacht.

Ich legte ihn auf ein leeres Glas und bestrahlte das Leitungswasser.

Nach einigen Minuten waren auch herrliche Energiebläschen im Wasser. Ich probierte das Wasser. Es schmeckte sehr weich und es energetisierte mich, wenn auch anders als die Jonathan Energie.

Der nächste Versuch war jetzt der Non-plus-Ultra-Versuch für den Augenblick.

Jonathan mit Wabe wurde aufgestellt, darauf der Vril-Energiestab, in der gleichen Ausrichtung wie Jonathan, und in die Wabe dann die Erdheilungsnadel und das Ypsilon richtig herum.

Das alles in ein neutrales Glas Leitungswasser.

Na, hättet Ihr das gerne einmal probiert?

Sicherlich!

Es war sehr schnell mit Energiebläschen gefüllt, schmeckte, weich, lieblich und war sehr stark energetisierend im Körper!

Wer von Euch auch den Vril-Energiestab besitzt, sollte dieses Experiment mal nachholen, es lohnt sich, denke ich mal.

Die nächsten Versuche beschäftigten sich mit dem Entstören des Strichcodes.

Sicherlich kann man ihn ganz gewöhnlich durchstreichen mit einem Stift oder dem speziellen Entstörstift von Richard.

Aber was machen wir, wenn man ihn nicht zerstören darf oder Richards Stift gerade nicht da ist?

Nun, da gibt es eine einfache Lösung. Auf die kam ich, weil ein Freund von mir Plastikflaschen bei einem großen Supermarkt gekauft hatte.

Ich sollte das Leergut abgeben. Ich steckte die erste Flasche in den Automaten. Er las den Scan ein und sie wurde laut hörend zerquetscht. Rechts daneben stand 0,25 Euro Guthaben. So ging das weiter bis zur sechsten und letzten Flasche. Da war der Strichcode von ihm durchgestrichen worden und dabei beschädigt. Der Automat verweigerte die Annahme. Gut, also den Bon für die fünf Leergutflaschen plus die nicht genommene Flasche genommen und durch den Laden gegangen. Mal sehen, was es an Bio- und Öko-Lebensmitteln gab.

Die Engel führten mich wieder einmal richtig. Stilles Mineralwasser. 1,5 Liter für 0,19 Euro.

Klingt günstig! Ich nehme einen Sechserpack am Henkel, ohne die Flaschen zu berühren, und gehe zur Kasse. Ich reiche ihr den Gutschriftbon und sage, dass er eine Flasche nicht annahm und reiche sie herüber. Sie munkelt was von „… Kommt schon mal vor …“ und gibt den Gutschriftbetrag manuell ein. Den Sechserpack zieht sie nicht über den Scanner. Ich hatte ihn im Wagen gelassen und ihr gezeigt. Sie murmelt, es sei nicht nötig und tippt was in ihre Kasse.

Echt Klasse! Keine Strichcode-Energie des Scanners drauf.

Im Auto öffne ich den Sechserpack und hole eine Flasche heraus.

Ich stelle sie auf den Kopf und wieder zurück. Warum ich das machte, weiß ich nicht, aber das Ergebnis war verblüffend!

Ich hatte die Flasche neben mich gestellt und war gerade mit dem Angurten fertig. Bereit, den ersten Schluck zu probieren, nahm ich die Flasche in die Hand und wollte sie gerade öffnen, als ich dachte, was ist denn jetzt los?

Das Wasser prickelte voller Energiebläschen.

Komisch, dachte ich, hab doch die Erdheilungsnadel heute gar nicht dabei …

Ich öffnete den Deckel und schaute Gedanken verloren hinein.

Da war es! Das war also des Pudels Kern!

Im Deckel war eine Rune. Aber nicht irgendeine, sondern die vorhin erwähnte und gezeigte Hagal-Rune.

Sie schien das Wasser aufgeladen zu haben.

Ob die Besitzer dieser riesigen Supermarkt-Kette wussten, was sie da Gutes tun? Ob die Hersteller des Wassers es wussten?

Das wollte ich doch näher testen.

Übrigens, das Wasser schmeckt hervorragend! Seitdem war ich schon des Öfteren bei diesem Laden und habe mir dieses Wasser gekauft, wenn ich unterwegs war.

Die Deckel mit der Hagal-Rune hebe ich mal vorsichtshalber auf für andere Trinkflaschen, man kann ja nie wissen …

Zurück zu unserem Experiment:

Ich ließ einmal den Sechserpack scannen.

Draußen stellte ich eine Flasche auf den Kopf. Ein wenig Energiebläschen kamen, aber kein Vergleich zu damals ohne den Scan.

Jetzt strich ich den Code vorsichtig von links nach rechts mit dem Fingernagel durch und sagte: „Jesus Christus ist Sieger!"

Ich wartete keine Minute und das Wasser war voller Energiebläschen.

Ich hatte eine Möglichkeit gefunden, den Strichcode zu entstören, ohne ihn kaputt zu machen.

Doch wie lange hielt die Entstörung an?

Ohne einen Segensspruch zu sagen, hielt die Entstörung etwa 60 Minuten an. Mit dem Segensspruch „Jesus Christus ist Sieger“ blieb sie die ganze Zeit!

Daheim ging die Experimentierphase weiter. Ich hatte ja noch 5 Flaschen, die mit der Scaninformationen belastet waren.

Jonathan wurde davor gestellt und gesagt: „Bitte entstöre dieses Wasser. Danke Jonathan.“

Etwa eine Minute später fing es an, Energiebläschen zu bilden. Es war geschafft.

Dann kam die nächste Flasche und der Vril-Energiestab an die Reihe.

„Bitte entstöre dieses Wasser,“ sagte ich leise zu ihm.

Es dauerte eine Zeit, aber dann fing auch dieses Wasser an zu prickeln.

Jetzt war die Erdheilungsnadel an der Reihe.

„Bitte entstöre auch du dieses Wasser“, sagte ich zu ihr und legte die verbundenen Kupferdrähte über den Flaschenhals.

Nach einigen Minuten geschah es auch bei diesem Wasser. Die Energiebläschen kamen.

Jetzt war ich gespannt auf die Körbler'schen Zeichen. Zwei Flaschen und zwei Zeichen hatte ich noch.

Zuerst das Pad mit dem Ypsilon. Die Flasche stellte ich darauf. Nach einigen Minuten das gleiche Bild. Die Energiebläschen erschienen.

Jetzt war ich doch sehr gespannt!

Das Aufhebungszeichen von Elektrosmog hatte ich genauso eingeschweißt wie das Ypsilon.

Ich stellte die letzte gescannte Wasserflasche hinauf.

Jetzt dauerte es länger. Zuerst geschah nichts. Doch dann kamen allmählich vereinzelte Energiebläschen.

Ich nutzte die Zeit, um Essen zu gehen.

Nach etwa 30 Minuten war ich wieder da. Jetzt waren schon viele Energiebläschen in der Flasche.

Man kann also Strichcodes auch entstören, ohne den Strichcode durchzustreichen, zu entfernen oder kaputt zu machen.

Seit dem Rose das weiß, wird bei ihr jeder Strichcode komplett abgemacht, sofern dieses möglich ist. Sie ist halt super genau, die liebe Rose!

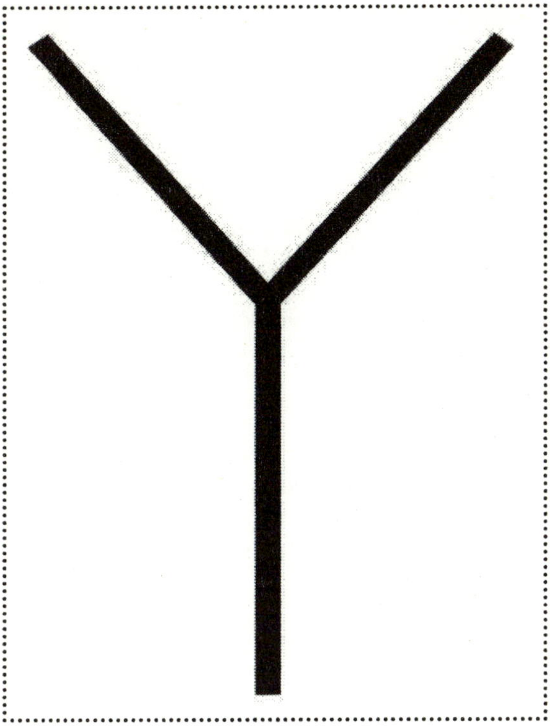

Das „Y" (Ypsilon)

Heilung und Linderung mit Schwedenkräutern einmal anders ...

Das Thema Schwedenkräuter begleitet mich schon ein Großteil meines Lebens.

Der Grund war meine Oma: Sie las immer viel in dem Buch von Maria Treben „Gesundheit aus der Apotheke Gottes“.

Dieses Werk ist sehr stark verbreitet und hat eigentlich ein Hauptthema: Schwedenkräuter, auch Schwedenbitter genannt ...

Maria Treben ist mir seelisch ganz nah. Nicht nur weil wir beide am gleichen Tag geboren sind (27. September), sondern weil meine spirituelle „Laufbahn“, möchte ich mal sagen, etwa genau zu der Zeit begann, als Maria in die himmlischen Gefilde ging, am 26.7.1991 ...

1991 war ein wichtiges Jahr für mich. 1990 hatte ich das erste Mal levitiert und mich dabei so erschrocken, dass ich wieder ins Bett zurück plumpste. Seitdem ist es leider nicht mehr bewusst geschehen ... Wer weiß, was noch kommt ...

Zurück zu Maria: Sie beschreibt sehr schön, wie Schwedenkräuter helfen. Sie sollen eine Überlieferung des schwedisches Arztes Dr. Claus Samst sein, der 104 Jahre alt geworden ist. Er starb aber nicht an Altersschwäche, sondern weil er vom Pferd gefallen war, also ein Reitunfall. Aber auch mein Freund und ständiger geistiger Begleiter Theophrastus Bombastus von Hohenheim, genannt Paracelsus, welcher als Arzt, Naturforscher und Theologe bereits ähnliche Mischungen zubereitet hat, die vor allem zur Förderung der Verdauung, als auch als Mittel, das Leben zu verlängern, gewirkt haben sollen, haben mich mit den Schwedenkräutern vertraut gemacht. Es ist durchaus möglich, dass Dr. Samst die Schwedenkräuter Rezeptur vom schwedischen Arzt Urban Hjärne (1641-1724) bekommen hat, da dieser begeisterter Anhänger von Paracelsus und

Leibarzt des schwedischen Königshauses war, und so die Rezeptur nach Schweden kam. Bei Hjärne hieß das Rezept „ad longam vitam“ was Lebensverlängerung bedeutet. Es wurde, so heißt es, ab 1796 bei uns als sogenannte „Kronessenz“ verkauft und galt als absolutes Wundermittel. Wenn wir jetzt wieder den Faden weiterspinnen, so hat Heinrich Schliemann nicht nur Troja entdeckt, sondern auch rare Artefakte aus atlantischer Zeit. So hieß der letzte König von Atlantis Kronos, wenn man den Überlieferungen Glauben schenken darf. Also in Stichworten: Königshaus in Schweden, in Deutschland heißt es Kronessenz, es soll langes Leben bringen, der König von Atlantis hieß Kronos und lebte sehr lange …

Genug davon, aber Ihr wisst ja, es gibt keinen Zufall …

Dementsprechend könnt Ihr euch sicherlich vorstellen, dass auch ich schöne Erfahrungen mit Schwedenkräutern gemacht habe (durch ausgiebige Experimente). (Hin und wieder erinnere ich mich in Träumen an Atlantis …)

Und passend zu unserem Buch hier, gebe ich Euch meine Tüftel- und Experimentiertipps weiter.

Wie man Schwedenkräuter ansetzt, steht auf jeder Ansatzpackung aus der Apotheke oder wo immer Ihr sie auch kauft. Vielleicht sammelt Ihr die Kräuter ja selber, aber das ist sehr mühsam.

Ich rede aber jetzt vom kleinen Schwedenbitter

10 g Aloe (man kann auch Enzianwurzel oder Wermutpulver nehmen)
5 g Myrrhe
0,2 g Safran
10 g Sennesblätter
10 g Naturkampfer
10 g Zitwerwurzel
10 g Manna
5 g Eberwurzel
10 g Angelikawurzel
10 g Rhabarberwurzel
10 g Theriak venezian
1,5 Liter Doppelkorn

Dies ist die gängige Rezeptur, mit der ich arbeite. Ich besorge mir die Mischung günstig übers Internet. Die Schwingung ist wunderbar!

Also: von den fertigen Schwedenkräutern etwas in ein kleines Röhrchen umfüllen und in die Wabe Eures Urteilchenstrahlers stecken.

Meiner heißt ja wie Ihr wisst „Jonathan", was Geschenk Gottes bedeutet, denn das ist Jonathan für mich!

Jetzt könnt Ihr Euch die Schwedenkräuter einstrahlen. Das ist auch möglich, wenn ihr ein kleines dunkles Glas, Blauglas oder violettes Glas nehmt und dieses auf die Wabe stellt.

Ideal für Leute, so wie mich, die keinen Alkohol trinken.

Jetzt kann man die Schwedenkräuter bei vielen Dingen benutzen.

Durch Jonathan bin ich in den Vorzug gekommen, viele Dinge machen zu können, die mir früher fast unmöglich erschienen.

Angeblich sollen Schwedenkräuter bei fast allem helfen, außer bei Borreliose.

Da ich niemanden mit der Krankheit kenne, kann ich das auch nicht beurteilen.

Bei Narben hilft es auch, wie ich am eigenen Leib festgestellt habe!

Streicht einfach die Schwedenkräuter pur auf die Narbe, oder mit einem Wattebausch, und verreibt sie, bis sie eingezogen sind.

Jetzt kommt die Neuerung: Haltet Euren Urteilchenstrahler dann an die Wunde und gebt der Schwedenkräuter-Wirkung noch eine zusätzliche Verstärkung!

Man kann auch ein 0,2 l Glas voll Wasser energetisieren und dann von den Schwedenkräutern einen TL voll hinein geben. Merkt man jetzt kaum noch, durch die hohe Verdünnung mit Wasser oder aber einstrahlen (Glas mit Schwedenkräuter auf die Wabe und über Euren Urteilchenstrahler oder Ora-Orgonstrahler einstrahlen). Danach das Wasser trinken.

Aber bitte nicht in einem hinunter kippen, sondern schluckweise trinken!

Schwedenkräuter gibt es auch als Creme, wunderbar zum Einreiben geeignet!

Kommen wir noch einmal zur Borreliose zurück. Es heißt, die Heilpflanze Karde hilft hier. Nun, kauft Euch einfach ein Kardenkraut oder sammelt es selbst. Aber Vorsicht: Nicht von verblühten Pflanzen nehmen, nur solange sie blüht. Dann legt die Pflanze auf Eure Wabe und strahlt die Essenz in ein leeres Röhrchen, das schon dafür vorgesehen ist, energetisch bestückt zu werden. Gibt es bei Richard Weigerstorfer zu kaufen. So habt Ihr Eure eigene Essenz und mit etwas Glück geht die Borreliose zurück oder verschwindet. Wie gesagt, das sind nur Tipps, die ich gehört habe, ohne eigene Erfahrungen ...

Die stärkste Heilung geschieht aber immer über das Gebet. Gott Vater hat immer ein offenes Ohr für jeden von Euch. Probiert es einfach!

Landschaftsheilung mit der „Glocke“

Der Titel klingt interessant und genauso ist das, was ich jetzt erzähle.

Ich habe dauernd tausend Ideen im Kopf und muss mich echt konzentrieren, damit ich eines erst zu Ende mache, bevor ich das Neue beginne …

Naja, ich bin halt Doppel Waage und da ist das nicht immer so einfach …

Was ist mit der „Glocke“ gemeint?

Nun, ich hatte eine Karte der Region vor mir liegen, wo ich wohne und arbeite, mitten im schönen ALLgäu.

Plötzlich kam eine Eingebung, als Rose und Albin wieder einmal zugegen waren.

Ich bat meine Frau, mir eine durchsichtige Glasschüssel zu geben.

Die wurde jetzt mit der Hagal-Rune, dem Entstörsymbol und dem Ypsilon nach Körbler sowie der Blume des Lebens derart bestückt, dass ich sie verkleinert von innen in den Boden der Schale mit Doppelklebeband befestigen konnte. Alles zeigte zum Schalenrand hin, so dass es nach unten zeigte, wenn ich die Schale auf den Kopf stellte. Oben drauf kam die runde Tesla-Scheibe, die Albin dabei hatte, und auch von Richard vertrieben wird.

Jetzt setzte ich die „Glocke“ so über das Allgäu-Gebiet, dass sowohl die Wohnung von Rose und Albin, als auch unser Haus geschützt waren.

Danach zog ich mit einem Kugelschreiber einen Kreis um die „Glocke“, damit ich den richtigen Radius wieder finde, wenn ich sie mal hoch nehmen würde.

Das Ganze wurde nun noch mit dem Vril-Energiestab bestrahlt.

Wir warteten!

Es dauerte einige Minuten, aber dann spürten wir die Veränderung!

Die Schwingung änderte sich ...

Wir gingen nach draußen. Dasselbe Gefühl!

Ich bat die beiden, draußen zu warten und nahm die „Glocke“ innen wieder ab und ging wieder heraus. Es änderte sich wieder!

Ich platzierte danach die Glocke wieder über dem Kreis. Die Änderung setzte langsam ein.

Albin pendelte aus, dass der komplette Aufbau etwa 24 Stunden brauchen würde.

Seit damals ist die „Glocke“ auf dem Atlas und irgendwie haben wir das Gefühl, als wäre ein riesiger Schutzwall über uns, durch den nichts Negatives dringen kann ...

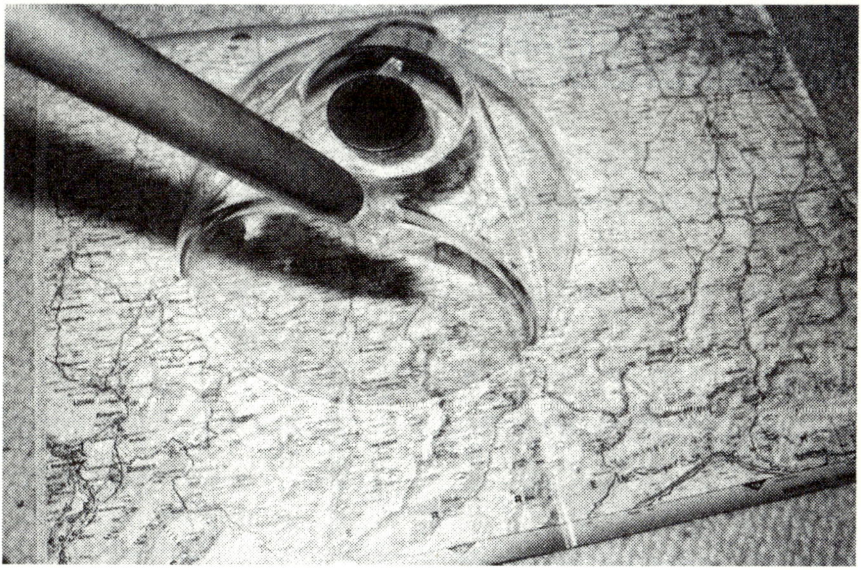

Die Glocke

Als ich neulich außerhalb der „Glockenregion“ mit dem Auto fuhr, spürte ich sofort den Unterschied. Die Schwingung änderte sich und ich war nicht in einen anderen Teil des Allgäus gefahren …

Wenn Ihr jetzt denkt: „Ach schade, ich wäre auch gerne geschützt!“

Nur Mut, baut es nach und testet es … es funktioniert!

Und wieder Körbler'sche Zeichen

Vom 18. – 20. April 2008 fand die Tagung »Neue Homöopathie« 2008 „Medizin zum Aufmalen – Freunde helfen Freunden – der Kreis wird immer größer" im Haus der bayerischen Landwirtschaft in Herrsching am Ammersee statt.

Richard hielt dort einen wunderbaren Vortrag und diese gesamten Vorträge gibt es auf 4 DVDs bei ihm im RiWei Verlag GmbH zu kaufen.

Richard hatte mich eingeladen, aber leider konnte ich aus persönlichen Gründen nicht teilnehmen.

Als Trost schaute ich die Vorträge an und wie das bei mir so ist: Ich bekomme immer Hinweise, Tipps und dergleichen.

Von Beruf bin ich ja Kunstmaler und es hieß beim ersten Vortag sofort in meinem Kopf:

„Lieber Sohn, bitte hole dir etwas zum Malen und fahre doch dann erst mit dem Anschauen fort. Diesen Rat geben wir dir in Liebe."

Na wenn mich meine Engel so liebevoll bitten, kann ich nicht widerstehen. Ich ging in mein Atelier und holte einen bespannten Leinwand-Keilrahmen und die Farben Gelb, Grün, Orange, Rot.

Dann nahm ich alles mit ins Wohnzimmer und schaute den DVD-Vortrag.

Normalerweise male ich natürlich nicht im Wohnzimmer (sonst gibt es Ärger mit der holden Weiblichkeit), aber dieses Mal machte ich eine Ausnahme.

Ich malte während des Vortrages von Andreas Krüger ein Heilungsbild. Ein riesiges, leicht abstraktes Ypsilon und neun Rosen und den Hintergrund grün-gelb, aber alles ohne darüber nachzudenken. Ich glaube sogar, mir wurde während des Malens die Hand geführt, wie es schon einige Male geschah durch die geistige Welt.

Ich füge Euch auf der nächsten Seite gleich das Bild einmal ein. Es hängt jetzt links von mir an der Wand und strahlt wundervolle Wärme und Kraft aus. Im Original sind die Farben besser als auf dem Foto. Ich weiß nicht, ob Richard es vielleicht in s/w herausbringt, es verliert dadurch nichts von seiner Kraft.

Nachdem ich dieses Bild gemalt hatte (ohne zu kleckern!!!), ließ ich es an Ort und Stelle liegen, damit es trocknen konnte und schaute mir den Vortrag von Richard an.

Er war dermaßen gut, dass ich meine Frau holte, ihr kurz die Situation mit dem Bild erklärte und wir den Vortrag ein zweites Mal gemeinsam schauten.

Beide waren wir von dem Vortrag sehr angetan, aber auch von dem Heilungssymbol, auf das ich im nächsten Kapitel näher eingehen möchte.

Die Vorträge waren allesamt sehr interessant und im Nachhinein war ich schon etwas traurig, dass ich nicht „live“ hatte dabei sein können …

Am nächsten Tag war Aufräumen und Loslassen angesagt.

Wir waren im Keller und räumten alte Sachen weg, die über den Winter liegen geblieben waren.

Kurz bevor wir fertig waren, schoss mir ein stechender Schmerz in meinen linken Meniskus und zwar derart, dass ich nicht mehr mit links auftreten konnte und mühsam nach oben in mein Behandlungszimmer humpelte.

Ich bestrahlte mit Jonathan und es wurde besser, aber auftreten ging nicht.

Ich fühlte in mich und malte auf die Stelle, dort wo der Meniskus sitzt, eine Sinuskurve, ein Körbler'sches Zeichen.

Ich wartete und es wurde besser.

Dann legte ich noch beide Hände auf und gab mir Heilungsenergie.

Den Abend brachte ich irgendwie rum und ging dann zu Bett. Jonathan stellte ich vor ein Foto von mir.

Am nächsten Tag war alles wieder gut.

Was mochte das gewesen sein?

Am Abend rief ich meinen Sohn an, denn ich hatte einen Impuls, mit ihm zu sprechen.

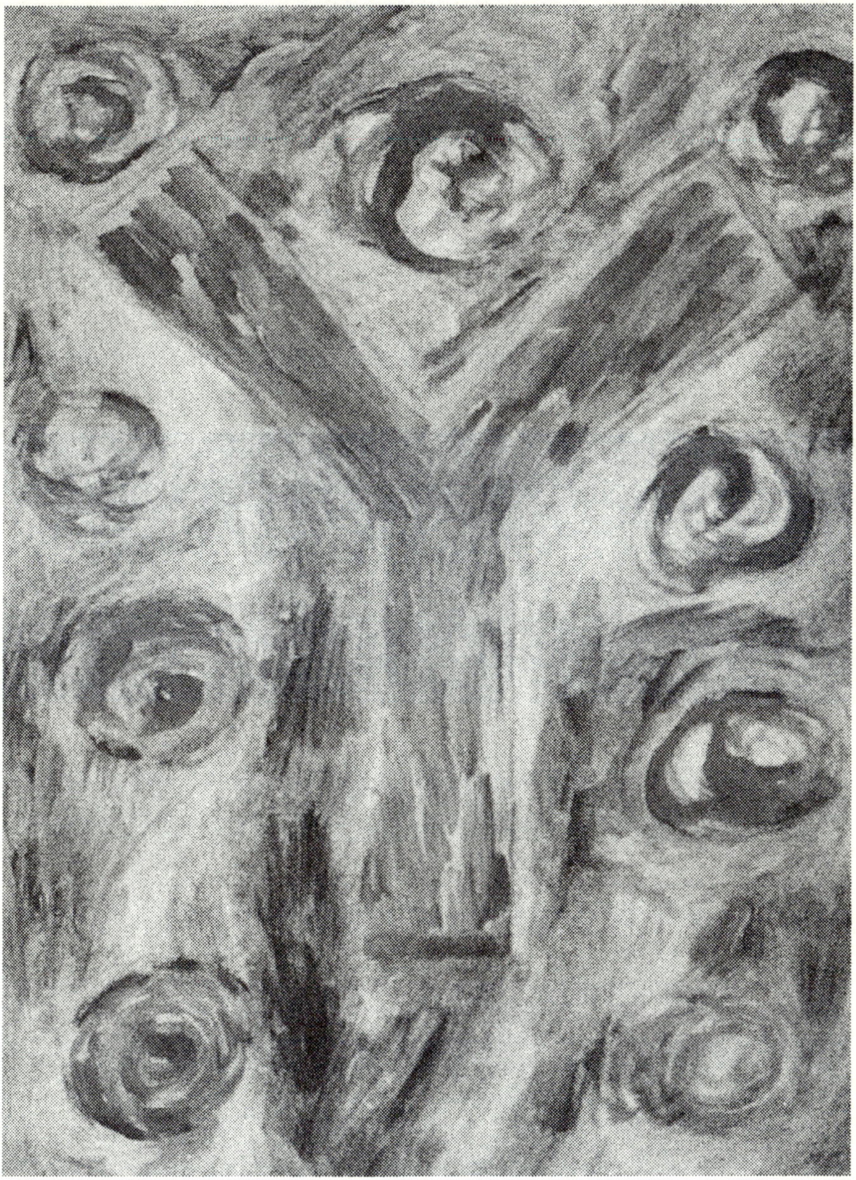

Mein Heilungsbild, das ich während des Vortrags angefertigt habe.

Voller Freude sagte er mir, dass es ihm wieder gut ginge.

Auf die Frage, was er denn gehabt hatte, sagte er mir, dass er am gestrigen Nachmittag schwer gefallen sei, direkt auf den Meniskus, und dieser ihm da sehr weh getan hatte, aber am nächsten Morgen wie durch Zauberhand alles wieder gut gewesen sei.

Nach dem Telefonat musste ich schmunzeln! Scheinbar war ich derart stark mit Chris verbunden, dass ich sogar im selben Moment die gleichen Schmerzen spürte wie er.

Durch meine Behandlungen war er auch genauso schnell wieder gesund geworden.

Die Energien machen halt keinen Unterschied, ob man im gleichen Zimmer ist oder, wie in unserem Fall, fast 1000 km entfernt ...

Übrigens: wenn Chris Sorgen und Probleme größerer Art hatte, bekam ich Zahnschmerzen. Seit ich wusste, wo der Schmerz herkommt, der wie aus dem Nichts auftritt, konnte ich damit umgehen ...

Die Bande zwischen uns sind so stark, dass ich trotz eines sehr starken Lichtschutzes, den ich immer um mich trage, trotzdem alles sehr stark spüre.

Ich glaube, ich bin mit ihm seelenverwandt.

Vielleicht geht es einigen von Euch ja auch so, dass plötzlich irgendwelche Schmerzen einsetzen, die Ihr Euch nicht erklären könnt.

Schaut doch mal in Eurem Verwandten- und Bekanntenkreis, ob dort vielleicht die Ursache oder der Auslöser der Schmerzen sitzt ...

Während ich jetzt schreibe, halte ich mich konsequent an die Warnung der geistigen Welt, mich nicht durch Weltliches ablenken zu lassen, erst recht nicht durch die Fußball-EM. Jedes Spiel würde mir schaden, vor allem meiner sensiblen Seele. Ich höre auf gut gemeinte Ratschläge und befolge sie, wenn ich kann.

Heute hat es über 30 Grad im Schatten draußen und in drei Tagen spielen die Türken gegen die Deutschen im Halbfinale.

Ich werde mich, wenn das Spiel läuft, genüsslich draußen hinsetzen, die Ruhe genießen, wenn fast kein Auto fährt und dann die Emotionen und Schwingungen erspüren, die in der Luft sind. Die Ergebnisse habe ich in einigen Tagen und werden in einem späteren Kapitel behandelt, in denen ich ein Resümee über die EM-Zeit und weiteres ziehe ... immer in Verbindung mit meinen Freunden, mit denen ich so gerne arbeite, gell Jonathan?

Neues Heilungssymbol von Richard: „LIEBE HEILT“

Wie ich eben erwähnte, hat Richard Weigerstorfer bei seinem wunderbaren Vortrag „Quantenphysik, Urteilchenenergie und die feinstoffliche Wirkung von Symbolen“, der nach meiner Ansicht leider viel zu kurz war, ein neues Heilungssymbol kreiert.

Ich werde es auf der nächsten Seite verkleinert einfügen.

Erhältlich ist es bei Richard. Doch ich empfehle vorher den Vortrag zu schauen, damit der Zusammenhang besser deutlich wird.

Für alle unter Euch, die eine kurze Einweisung möchten, sei dies gesagt.

Man kann mit Zeichen heilen.

Je mehr Menschen daran glauben, bzw. auch das Zeichen benutzen, je eher wirkt es, und vor allem, desto stärker wirkt es.

Richard hat ein Heilsymbol gegen Krebs erschaffen.

Ich bat ihn, es mir als pdf zu senden und habe damit schon viel Positives erreicht.

Ihr erinnert Euch ja noch an meine liebe Freundin, die Krebs hatte, und der ich jetzt seelisch unterstützend unter die Arme greife?

Ihr zeigte ich das Zeichen (ich hatte mehrere ausgedruckt und ihr eins gegeben) und sie legte ihre linke Hand darauf.

Sofort durchflutete sie die Energie und es ging ihr wunderbar.

Jetzt schrieb ich in die obere Spirale: KREBS, SCHMERZEN UND BLOCKADEN IM KÖRPER (denn das soll ja raus aus dem Körper) und in die untere Spirale (das was rein soll) schrieb ich: LEBENSKRAFT, POSITIVE ENERGIE, LOSLASSEN, FRIEDEN IM HERZEN, GESUNDHEIT, HEILUNG, HARMONIE. Dann gab ich es ihr mit und ich schrieb das gleiche auf mein Blatt und legte ein Foto von ihr darauf (von dem ein Negativ existiert).

Hier ist das wunderbare Heilungssymbol „Liebe heilt"

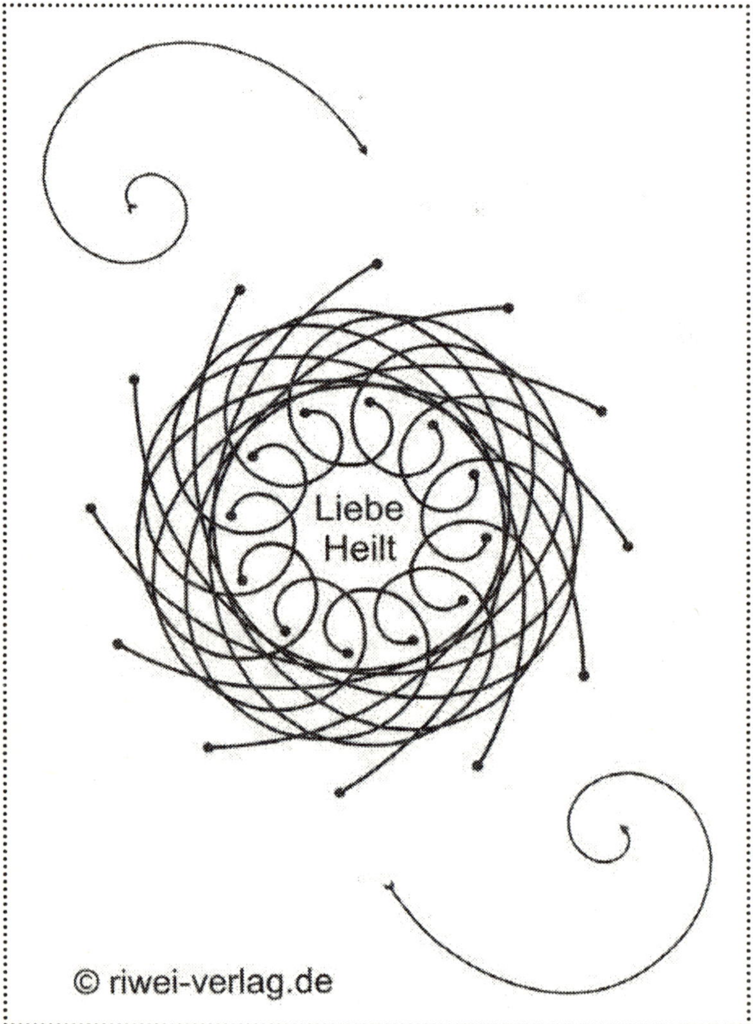

Heilungssymbol »LIEBE HEILT«

Richard sagte auf dem Vortrag, es müssen mindestens 144 Menschen daran glauben, damit es wirkt.

Ich habe festgestellt, dass es nicht nur bei Krebs hilft.

Es steht ja drauf, „Liebe heilt“.

Also habe ich es bei meinem Vater auch angewendet, der einen Schlaganfall hatte.

Und auch dort wirkt es!

Ich denke, es kommt auf die Liebe und Energie an, wie und wofür es verwendet wird.

Kombination Körbler'sche Zeichen und Urteilchenstrahler

Nun, jetzt kommt die wunderbare Zusammenarbeit von Körbler'schen Zeichen und meinem Jonathan.

Die unter Euch, die die Anwendungsmöglichkeiten der Körbler'schen Zeichen schon kennen, kennen ja die Wirkung eines Sinuszeichens.

Es dreht die Schwingung um.

Möchte ein Mensch, der Flugangst hat, diese loswerden, so nimmt man sich einen Zettel. In dem Fall gelb oder orange wäre nett, und halbiert ihn.

Auf die linke Seite schreibt man Flugangst hin und auch die rechte Seite die positive Affirmation, wie z.B. „Freude am Fliegen“, „Frei wie ein Adler“ oder „angstfrei“. Jetzt braucht man einen Tensor oder ein gutes Pendel (wie das Pendel Maria, das es bei Richard zu kaufen gibt).

Dann fragt man ab, nachdem man sich gut eingehüllt hat (z.B. in weißgoldenes Christuslicht), welches Zeichen auf das Wort „Flugangst“ kommt. Meistens ist es das Sinus Symbol, eventuell mit einem oder zwei senkrechten Strichen dazu. Auf der rechten Seite malt man ein Ypsilon drüber. So einfach ist der erste Teil.

Jetzt nehme ich diesen Zettel und lege ihn so wie er ist auf die Wabe des Urteilchenstrahlers und stecke sie hinten an ihn an. Jetzt bestrahle ich ein Foto der betreffenden Person damit oder ein Glas Wasser, das die Person mit Flugangst trinken soll.

Bei einem jungen Mann, der Ängste hatte, hab ich den Zettel geschrieben, unten seinen Namen drunter gesetzt, damit gebetet und es auf die Seite gelegt. Auch so geht es, wenn genügend Zeit da ist.

Wenn's pressiert, also Eile geboten ist, geht es wesentlich schneller mit der Urteilchenstrahler-Methode.

Mein Freund und Vertrauter, Paracelsus, gab mir einen wunderbaren Tipp bezüglich Kupfervitriol. Zu seiner Zeit arbeitete Paracelsus sehr erfolgreich mit diesem giftigen Mittel. Er gab beispielsweise bei hartnäckigem Husten von dem Auswurf etwas in das Vitriol und die Gegenresonanz Schwingung bewirkte, dass der Kranke relativ schnell gesundete.

Zusammen mit Paracelsus hab ich etwas anderes ausgetüftelt, was risikolos ist:

Ich habe ein Foto des giftigen Kupfervitriols gemacht und dieses Foto dann eingeschweißt, damit nichts dran kommen kann.

Hat jetzt jemand Probleme mit einem hartnäckigen Husten, so wird der Auswurf, den der Patient in ein Tuch oder Papiertaschentuch gibt, anschließend gut verpackt, damit er nicht ausdünsten kann. Dann wird beispielsweise alles in eine Schale gelegt und diese dann auf das Kupfervitriol gegeben.

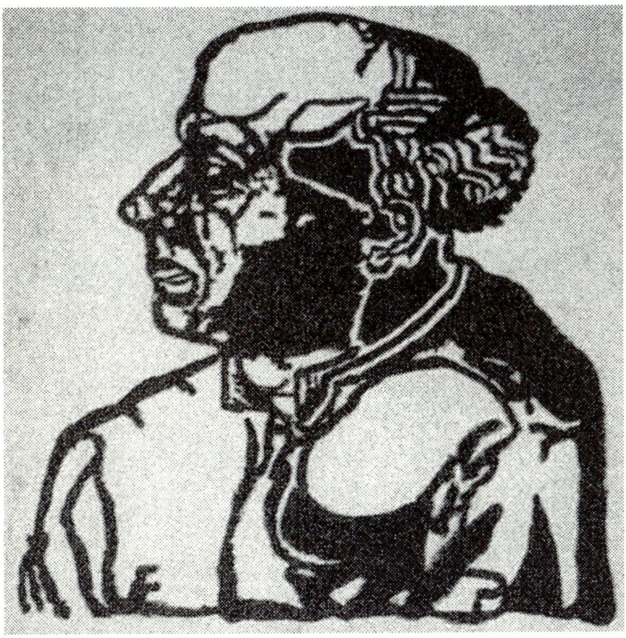

Paracelsus-Gemälde, das ich in unser Treppenhaus gemalt habe.

So machten wir es bis vor einem Jahr.

Dann kam uns die Idee mit dem „Y“.

Es kam unter das Pad mit dem Vitriol und anschließend bestrahlten wir alles noch mit Jonathan. Der Heilungsprozess war jetzt wesentlich schneller in vollem Gange.

Nützliches in Garten, Haus und Stall

Wir haben fleißig experimentiert und auch Tipps erhalten und machten eine Mischung aus beidem:

Ein Freund hatte Ameisen im Haus.

Hier war guter Rat teuer:

Ich wusste durch die geistige Welt, dass Tiere und Pflanzen ihre entgegengesetzte Eigenschwingung nicht mögen oder vertragen.

Jetzt fing ich ein paar dieser Exemplare und legte sie auf ein Blatt, auf dem das Sinus-Zeichen aufgemalt war. Hierdurch kehrte ich die Information der Ameisen um. Jetzt wurde diese Information auf eine Karaffe Wasser aufgeprägt.

Jetzt brauchte man nur noch den Weg der Ameisen, die so genannte Ameisenstraße, mit dem Wasser vorsichtig von Hand benässen.

Erfahrungsgemäß solltet Ihr keine Drucksprühflasche nehmen, da der hohe Druck die Wirkung des Sinus-Zeichens behindern oder verfälschen kann.

Da Ameisen ihre eigene Gegenschwingung nicht ertragen können, suchen sie sich schnell ein anderes „Revier".

Der nächste Fall war etwas komplizierter:

Der Nachbar hatte immens viele Brennnesseln. Ich testete aus, dass dort eine starke Wasserader war.

Ich experimentierte zuerst mit dem Sinus-Zeichen. Ich malte es auf einen Stein und legte ihn in die Brennnesseln hinein.

Das Ergebnis war nicht so hitverdächtig: Einige gingen ein und es kam viel Ungeziefer (wie die Nachbarin sagte).

Dann die glorreiche Idee: Pflanzen mögen ihre Eigenschwingung nicht!

Ich riet ihr, eine Brennnesseljauche anzusetzen.

Als diese fertig war, wurden die störenden Brennnesseln damit begossen.

Sie bildeten sich drastisch zurück.

Auch wenn Brennnesseljauche für andere Pflanzen ein wunderbarer Dünger ist, für Brennnesseln eben nicht.

Sollte es im Sommer, zu der Zeit, in der so eine Aktion praktiziert wird, sehr stark regnen, gepaart mit Gewitter, so ist es notwendig, die Aktion zu wiederholen, da die Information der Gegenschwingung gelöscht oder stark gemindert ist.

Am Anfang des Buches habe ich festgestellt, dass das „Y“ verkehrt herum, eine abziehende Schwingung hat.

Diese Art der Schwingung kann man aber auch nutzen!

Ich hatte es erfahren und wollte es erst nicht glauben, dann aber getestet und zwar wie folgt:

Bei Bäumen wirkt das Ypsilon normal und auch auf den Kopf gestellt bei bestimmten Situationen. Der Baum war sehr schwach und brauchte dringend Energie. Jetzt wurde an der Nordseite, die in diesem Fall seine überwiegende Schattenseite war, das Ypsilon richtig herum an den Stamm gemalt (mit Kreide wurde es gemacht, damit es auch wieder entfernt werden könnte) und auf der anderen Seite, die die Südseite ist, wo viel Sonne hinkam, das „Y“ verkehrt herum. Jetzt bekam der Baum viel mehr Energie und fing an, besser zu wachsen und zu gedeihen!

Kommen wir zu den Läusen:

Fast jeder kennt das Problem. Läuse kommen oft im Winter oder genau dort, wo man sie überhaupt nicht haben will.

Ich habe zwei Techniken ausgetüftelt, die ich Euch jetzt sagen möchte.

Die Erste ist eine ursprüngliche Verzweiflungs-Notlösung gewesen, die im Nachherein als optimale Lösung fungiert hat.

Es war im Jahre 2003 und wir wohnten damals noch woanders. Dort hatten wir einen sehr kleinen Garten von 100 qm. Er hatte einen wundervollen Walnussbaum. Leider war dieser von Läusen und Ameisen bewohnt. Die Ameisen hielten die Läuse, um sie zu melken. Ich hatte alles Mögliche probiert, um sie loszuwerden. Mit dem Ora-Orgonstrahler hatte ich Wasser bestrahlt und die Schwingung „Gesundheit" hineingeschickt, aber es half nur bedingt, als ich den Baum damit besprühte. Dann hatte ich einen Traum und die rettende Idee!

Ich schrieb Zettelchen und steckte sie in die Wabe des Ora-Orgonstrahlers und gab diese Information in Wasser und einen Glas-Stein, der uninformiert und von mir gesegnet worden war.

Auf den Zettelchen stand: „Heilung für den Walnussbaum, Gesundes Wachstum, Frei von Läusen und Ameisen, Gegenschwingung zu Läusen und Ameisen".

Ich vergrub den Stein an der Wurzel des Baumes und diesmal tat ich mit der Hand das Wasser auf die Äste des Baumes.

Ich betete zu Gott Vater und bat um Hilfe der Devas, dass sie den Garten beschützen mögen und die Pflanzen und Bäume ebenfalls unter ihren Schutz nehmen.

Dann kam am Abend: „Hole dir besondere Steine und lege in der Mitte des Gartens um den Korkenzieher-Haselnussbaum einen Steinkreis und gebe dort Heilsteine hinein."

Wir besorgten uns dann mühselig von der Schwäbischen Alb besondere Steine und machten es so, wie es durchgesagt wurde.

Was meint ihr, was dann geschah?

Nun, der Walnussbaum wurde frei von Ameisen und Läusen, begann stark zu werden und auch der Rest des Gartens strotzte nur so vor Gesundheit!

Der Steinkreis mit dem Korkenzieher-Haselnussbaum wurde ein starker Kraftplatz und es tummeln sich jetzt viele Vögel im Garten. Ich habe gestern den neuen Besitzer angerufen und ihm gesagt, dass ich das Thema mit ins Buch nehme und er sagte, dass er immer sehr zufrieden mit der Walnussausbeute ist und auch der Rest des Gartens bestens blüht und gedeiht.

Jetzt komme ich zu der neueren Methode mit den Körbler'schen Zeichen:

Man nehme ein Blatt der Pflanze, auf der Läuse sitzen, und lege ein paar ohne das Blatt auf ein Sinus-Symbol. Jetzt arbeitet die Umkehrschwingung. Dieses Sinus-Symbol (ich habe es auf einen kleinen Zettel geschrieben), kommt jetzt in die Wabe des Urteilchenstrahlers und alles wird in ein Glas Wasser (oder eine Karaffe) eingestrahlt. Dieses Wasser gieße ich jetzt in meine fast gefüllte 10 Liter Gießkanne und gebe so die informierte Energie in das Wasser. Kurz wirken lassen und dann damit die Pflanze gießen. Ich habe auch den Blättern von dem Wasser gegeben.

Eventuell täglich wiederholen.

Nach einigen Tagen verschwanden die Blattläuse.

Es sollte aber kein anderer Baum oder eine andere Pflanze in der Nähe sein, die Läuse könnten sonst umsiedeln.

Oder ihr besprüht diese Bäume auch mit der Gegenschwingung, dann haben die Läuse keine Lust, dorthin zu gehen.

Ein Freund von mir, der gerade damals knapp bei Kasse war, wollte von mir einen Chembuster in seinem Garten haben.

Ich sagte ihm, wir könnten ein Experiment machen.

Einen Chembuster mit nur einem Rohr!

Ich bekam „von oben" durch, dass es aber mit Polyesterharz gefüllt werden sollte (das hatte er schon besorgt gehabt) und statt Edelsteinen sollte ich Glassteine nehmen, die mit Jonathan programmiert werden sollten mit einer Energie von Bergkristall, schwarzer Turmalin, Rosenquarz und Orangencalcit.

Gesagt, getan!

Die programmierten Glassteine kamen zusammen mit der Schwingung:

„Auflösung und Umwandlung von Chemtrails, Reinigung des Himmels und der Luft, gesunde Luft zum Atmen und natürliche Regelung des Wetters" in das 2,50 Meter lange Kupferrohr. Es war übrigens 28 mm im Durchmesser.

So etwas gibt's in diversen Baumärkten zu kaufen.

Nachdem der Polyesterharz bis obenhin aufgefüllt war, wurde die Stange in die Erde gesetzt.

Am nächsten Tag kontrollierten wir alles. Die Energie hatte sich merklich geändert und Läuse, die vorher an dem Baum neben dem Chembuster waren, waren verschwunden.

Ich maß dem erst nicht soviel Bedeutung zu, doch dann merkten wir, die Läuse blieben wirklich weg.

Chemtrails lösten sich auch wunderbar auf, was will man denn mehr ...

Ach ja, ich hatte noch eine rechtsdrehende Spirale mit hinein gegeben in das Rohr.

Der Chembuster tat ab da wunderbar seine Dienste.

Die Nachbarin von gegenüber kam kurze Zeit später zu ihm und fragte, was er denn Wunderbares gemacht hätte.

Er fragte wieso und sie sagte ihm, die Kopfschmerzen, die sie schon lange plagten, wären plötzlich weg gewesen, nachdem wir im Garten gearbeitet hätten.

Das war doch ein wunderbarer Nebeneffekt und es freute mich, ließ ich ihr ausrichten, als ich es erfuhr.

Jetzt möchte ich noch etwas berichten, das schon einer Sensation gleicht:

In meiner Schulzeit interessierte ich mich sehr für Findhorn in Schottland und hörte vom Hörensagen, dass die Devas dort alle Pflanzen beschützten und es zu einem Riesenwuchs kam.

Als ich 1998 wieder an Findhorn erinnert wurde (durch den Zwerg Bertelbart, der bei uns wohnt und mit dem ich kommuniziere), fragte ich Pan, ob ich auch wie in Findhorn so etwas auf die Beine stellen könnte.

Pan bejahte, dass es möglich sei mit Hilfe der Devas.

Ich bat eine Deva, zu kommen und tatsächlich erschien eine.

Ich erklärte ihr, dass ich ein Feld hätte, das umgepflügt und dann mit allerlei Saat und Setzlingen bestückt werden sollte.

Die Deva sagte mir, dass wir für die Schnecken und anderen Tiere, die sonst neidisch und hungrig wären, eine Reihe Salat pflanzen sollten.

Wir willigten ein.

Wir bekamen rote Kartoffeln als Setzlinge vom Biobauern und säten wirklich alles Mögliche.

Die Deva passte auf, dass die Schnecken nur an den Salat gingen, der für sie vorgesehen war.

Kurzum: Wir hatten Findhorner Verhältnisse!

Riesenwuchs bei den Kartoffeln, teilweise über 20-30 cm pro Kartoffel, riesige Kürbisse (jenseits von 60 kg Gewicht), die Zucchinis riesig, Karotten, Gurken, Kohlrabi und Radieschen in Gigagröße …

Es war soviel, dass war gar nicht zu bewältigen. – Wir mussten einiges verschenken, was wir auch gerne taten!

Ich bedankte mich bei der Deva, Pan und allen Naturwesen, die uns geholfen hatten.

Vielleicht wiederhole ich das Experiment einmal, wenn ich den Impuls dafür bekomme.

Kaum vorstellbar, was möglich ist, wenn Jonathan, die Erdheilungsnadel und der Chembuster mithelfen …

Geschweige denn, das Ypsilon, um die Energie noch zu verstärken …

So etwas ist möglich, wenn man im Einklang mit der Natur, den Elfen, Feen, Zwergen, Sylphen, Pan und natürlich den Devas arbeitet.

Ich gebe Euch den Tipp, es schon in diesem Jahr zusammen mit den Naturwesen und Devas zu planen, wenn Ihr es im nächsten Jahr praktizieren wollt.

Sprecht sie einfach an und ladet sie in Euren Garten ein.

Ob Ihr sie seht oder nicht, spielt dabei keine Rolle.

Sie hören und verstehen Euch sehr gut.

Zeigt ihnen schon einmal den Platz, den Ihr auserkoren habt für Euer Projekt.

Vielleicht bekommt Ihr ja von ihnen den einen oder anderen Impuls, dieses oder jenes anders zu gestalten. Einige Tipps dazu kommen in einem anderen Kapitel etwas später.

Jetzt dürft Ihr Euch ruhig schon einmal Gedanken machen …

Oft helfen die Träume auch mit, dass alles sich fügt und Ihr wunderbare Eingebungen dazu bekommt …

Tausende von Naturwesen stehen bereit, um den Menschen zu helfen, die im Einklang mit der Natur arbeiten wollen …

Pyramidenenergie einmal anders

Ich bin ein leidenschaftlicher Pyramidensammler und Pyramidenbauer.

Ich habe schon mit allen möglichen Pyramiden herumexperimentiert, wobei ich bei den Pyramiden mit vier Seiten geblieben bin. Die dreiseitigen wirken auch, aber die vierseitigen sind besser, finde ich.

Nun, meine bisher schwierigste Pyramide steht bei uns auf der Terrasse.

Sie ist über einen Meter hoch und viele, die zu uns kommen, denken, dass das eine Hundehütte ist, da der Eingang sehr klein ist.

Interessanterweise ist ein Indigokind einer Bekannten von uns mal hineingeklettert und wollte nicht mehr heraus!

Er spürte, was da energetisch ab ging!

Natürlich ist die Pyramide auch genau ausgerichtet.

Ich experimentiere mit ihr gerne herum.

Edelsteine, die hinein gelegt werden, sind nach einiger Zeit gereinigt.

Ich habe sie auch einmal mit Jonathan bestrahlt, da hieß es, dass es nicht nötig sei, ihre Schwingung sei hoch genug.

Aber jetzt kommt der Hammer!

Solltet Ihr eine Pyramide haben, die innen offen ist oder wie bei uns mit einem Eingang, dann stellt Eure Erdheilungsnadel (z.B. in einer leeren Flasche) hinein.

Hammermäßig was da los ist!!!

Die Erdheilungsnadel (als Ypsilon gestellt) verstärkt die Pyramidenenergie um Einiges!

Die Schwingung und die Aura um die Pyramide und einen Umkreis von mehreren Metern veränderte sich zum Positiven hin!

Die Energie baute sich immer weiter auf und ging schnell durch das Kunststoffdach der Terrasse hinaus Richtung Himmel. Ein Ansatz von Chemtrails wurde gleich umgewandelt.

Auch draußen war die Luft spürbar anders und besser!

Als nächstes hatte ich am anderen Tag Jonathan in die Pyramide gestellt und zwar so, dass er durch die Spitze nach oben strahlte.

Es ging mindestens genauso schnell wie mit der Erdheilungsnadel und die Energie schoss gen Himmel. Auch hier wurde die trübe milchige Suppe am Himmel geklärt und nach etwa einer Stunde kam die Sonne zum Vorschein.

Die drückende, schwere Energie löste sich auf und es wurde bedeutend leichter zu atmen.

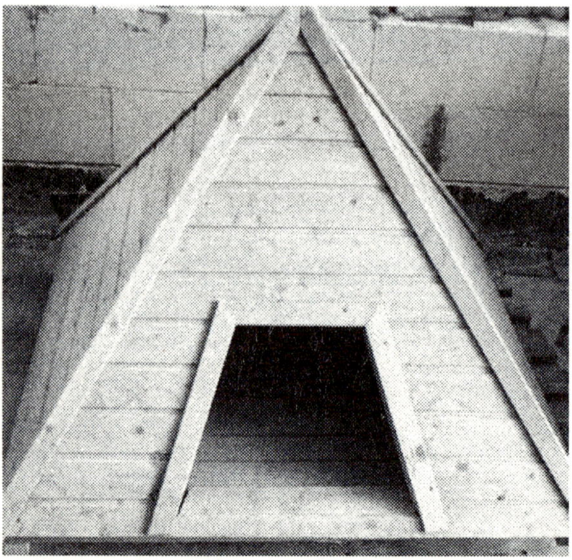

Die vierseitige Pyramide, die auf unserer Terrasse steht.

Das nächste Experiment geschah auf unserem Stadelboden:

Ich hatte mir aus gehobelten Latten mit etwas Hilfe eines Schreiners acht Kanthölzer so zurecht gemacht, dass ich eine große Pyramide von etwa 2,70 Meter Höhe hatte.

Ich richtete sie aus und sie begann ihre Energie aufzubauen.

Als ich später anfing, einen Chembuster in ihre Mitte zu stellen, verstärkte sie noch die Energie.

Man kann sich auch wunderbar hineinsetzen oder legen.

Die Energie fließt wundervoll …

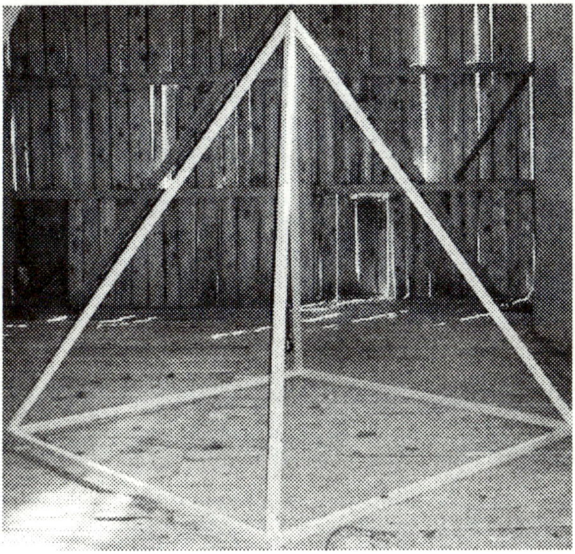

Meine selbstgemachte Pyramide für den Stadelboden.

Farben – Wirkung – Heilung

Jetzt möchte ich zu einem Kapitel kommen, dass mir als Kunstmaler natürlich ganz besonders am Herzen liegt. Die Farben!

Ich weiß, dass ich mich nicht als Maßstab nehmen kann, trotzdem möchte ich meine Verträglichkeit mit denen von Versuchspersonen vergleichen.

Eine Rute, wie sie Erich Körbler nannte, oder ein Tensor, wie ich ihn tituliere, ist hervorragend geeignet, Farben Verträglichkeit und Unverträglichkeit herauszubekommen.

Als Künstler habe ich ja diverse Farbskalen. Wer keine hat, kann welche im Internet finden oder in einem gut sortierten Malergeschäft. Dort fragt man, ob die Möglichkeit besteht, eine auszuleihen, damit man die richtige Farbe für die Neugestaltung, beispielsweise des Schlafzimmers, aussuchen kann.

Denn es ist doch so, dass Ihr unter Umständen schlecht schlaft, wenn die Wände in einer Farbe gestrichen sind, die für Euer seelisches Wohlbefinden nicht geeignet ist. Es kann auch vorkommen, dass Ihr diese Farbe vertragt, aber Euer Ehepartner nicht. Deshalb immer bei beiden testen.

Auch wichtig für die Kinderzimmer!

Kinder haben jedoch meistens die Angewohnheit, sich die richtige Farbe herauszusuchen, wenn man sie lässt.

Es haben ja nicht alle Kinder das Pech, welches ich in meiner Jugend in den 70er Jahren hatte, als ich von meinem Vater eine knall-orange Küchentapete ins Zimmer bekam, da diese Rollen gerade übrig waren. Und meine Eltern wunderten sich, dass ich das ganze Zimmer mit Postern vollkleisterte, damit ich ja nichts mehr von der Tapete sah …

Also, Farben haben eine wichtige Rolle in Eurem Leben!

Ich habe bei mir das gesamte Farbspektrum durchgetestet und nur bei Schwarz ein „Nein“ bekommen.

Bei mir schlägt der Tensor genauso aus wie bei Erich Körbler. Ein „Ja“ ist ein horizontaler, also waagerechter Ausschlag und ein „Nein“ ein vertikaler, also senkrechter. Interessant war auch, dass orange positiv ausschlug, obwohl ich in der Jugend damit „gefoltert“ wurde. Ich kann es mir nur so erklären, dass ich durch meine Posteraktion den Frust über die ungeliebte Farbe schnell ablegte.

Heutzutage trage ich schon mal auf Events knallorange Hemden. Meine Frau ist nicht sehr begeistert davon …

Diese Farbe beflügelt mich irgendwie …

Da meine Bilder meistens sehr farbenfroh und bunt sind, bin ich also nicht die richtige Testperson dafür.

Getestet wurden dann Freunde von mir:

Probleme gab es bei dunkelrot, einem satten mittelrot, aber nie bei hellrot!

Wenige reagierten auf Gelbtöne, einige auf Mittelgrün (so etwa Rasenfarbe) und auch Dunkelgrün.

Bei Blau schieden sich die Geister!

Einige liebten die gesamte blaue Farbpalette, andere hassten sie regelrecht!

Orange kam durch die Bank gut an, während rosa wohl im Unterbewusstsein einiger Männer mit Schwäche gedeutet wurde und deshalb mit „Nein“ daher kam.

Schwarz schied ebenfalls die Geister. Diejenigen unter den Testern, die Rockmusik jeglicher Art mochten, wurden eher positiv auf Schwarz getestet, Esoteriker und spirituell veranlagte eher negativ.

Interessant war da, dass ich die „Rockmusik Freaks“ in der Verwandtschaft zum Testen hatte und in meinem Freundeskreis kaum rockiges gehört wurde … Ähnlich wie bei den Fußballspielen, machen Rockkonzerte einerseits aggressiv, anderseits können sie Energie abziehen.

Ich hatte es alles zu Testzwecken am eigenen Leib erleben wollen. Ich besuchte mit meinem Bruder ein Rockkonzert, aber vorsichtshalber mit Watte in den Ohren gegen die laute Musik ...

Bewusst löste ich während des Konzertes für einige Minuten meinen Lichtschutz und gab mich der Energie hin.

Auf der Bühne standen alte „Rockopas", die ich noch aus meiner Jugend in den 70ern kannte. Die meisten waren in Schwarz gekleidet.

Ich muss kurz unterbrechen, draußen grölen die Leute, Deutschland hat gegen die Türkei vermutlich ein Tor geschossen …

Zurück zu den Farben: Fast alle Fans der Rockband waren in Schwarz gekleidet. Ich fiel mit meinem weißen T-Shirt und der blauen Stretch-Jeans aber kaum auf, da ich ja lange Haare habe, wie viele andere auch. Ich ließ mir unter kurzzeitiger Aufhebung des Lichtschutzes Energie abziehen. Ich machte nichts, ich hörte nur dem Song zu. Es war auch kein negativer Titel, aber die Instrumentierung mit Bass, Gitarre, Schlagzeug und Keyboard reichte aus, um „abzusaugen" …

Nachdem das Lied beendet war, sah ich wie die Bandmitglieder sich den Beifall und damit auch Lebensenergie der Fans „reinsaugten", Energievampire par Excellence …

Sofort versuchte ich den Schutzschild (Ihr wisst schon, dass Einhüllen in weißgoldenes Christuslicht) wieder aufzubauen, aber es dauerte ein paar Minuten …

Glücklicherweise lief ein ruhigeres Lied. Ich hatte meinen Akku wieder voll …

Jetzt mit ausreichendem Lichtschutz studierte ich die Bandmitglieder, wann was energetisch passierte und wie die Fans reagierten!

Es war echt heftig, was da ablief!

Es wurden jede Menge „Idol-verehrende Energien" freiwillig an die Bandmitglieder gesendet.

Jedes Mal, wenn der Sänger die Leute zum Mitsingen animierte, saugte er von ihnen, was das Zeug hält.

Gut, dass ich Watte in den Ohren hatte, sonst hätte ich am nächsten Tag sicherlich Probleme mit meinen Ohren gehabt.

Am Ende verlangten die Fans sehr lange „Zugabe" und die Rufe hörten erst auf, als die Band kam.

Ich spürte, dass bei den „Zugabe"-Rufen die Fans versuchten, jetzt Energie der Band abzusaugen und die Band wieder raus kam, weil ihnen das absaugen unangenehm war und sie spürten, sie müssten ihrerseits von den Fans noch mal kräftig „tanken" …

Wieder diese Unterbrechung der Fußballfans … Scheinbar noch ein Tor …

Viele der Fans waren nach dem Rockkonzert total fertig und ausgelaugt.

Naja, wenn ein Vampir erst mal saugt und saugt …

Das zu den Eneregie- und Farbexperimenten bei einem Rockkonzert. Es war sicherlich mein letztes Konzert, damals 2003 …

Ich benutze gerne solche Möglichkeiten, um einmal zu sehen, wie weit Emotionen und Energien einerseits abgesaugt und andererseits freiwillig gegeben werden.

Die geistige Welt sagte mir, es sei für mich nicht gut, Fußballspiele anzusehen, deshalb meide ich sie weiterhin konsequent, wie schon gesagt.

Heute trage ich übrigens ein grün-weiß gestreiftes Shirt als Hommage an die Iren, die als einziges Land den EU-Vertrag ablehnten und die Schurkerei dadurch zumindest hinaus zögern …

Erich Körbler lehrte, dass wenn ein Mensch eine Schwachstelle am Körper hat (beispielsweise ein Meniskusproblem), er seine linke Hand darauf legt und eine Farbe mit in der Hand hat, die er gut verträgt und die ihn stärkt, seine Energie nach oben geht. Mit dem Tensor kann man das gut austesten.

Was soll uns das sagen?

Farben können uns helfen und stärken, aber auch schwächen.

Jetzt kommt unser Urteilchenstrahler ins Spiel!

Wenn ich jetzt Menschen, Tiere oder Pflanzen stärken will, teste ich aus, welche Farben am besten vertragen werden.

Für meinen Vater ist z.B. orange eine starke Heilungsfarbe. Wenn ich ihm jetzt einen Zettel mit der Schrift: „orange Farbe als Heilung“ über die Wabe angeschlossen an den Urteilchenstrahler, auf ein Foto eingestrahlt habe, ist das für ihn Balsam.

Bei Pflanzen passiert eine Heilung auch sehr schnell. Sie sind sehr empfänglich für Farbenheilung. Probiert es einfach einmal aus …

Erstellen und arbeiten mit der Wetterkerze und ihren Energien

Albin hatte mich auf die Idee gebracht.

In einer alten mündlichen Überlieferung seiner Vorfahren hatte er gesagt bekommen, wie man eine Wetterkerze herstellt und was es damit auf sich hat.

Als wir die beiden mal wieder besucht hatten, fing das Wetter an schlechter zu werden.

Ein Gewitter kündigte sich an.

Albin ging zu seinem Wohnzimmerschrank und holte seine Wetterkerze heraus.

Neugierig geworden, fragte ich ihn, was es damit denn auf sich habe.

„Das ist eine gesegnete und geweihte Wetterkerze," sagte er.

„Damit hält man Unheil, Katastrophen und andere heftige Dinge von Haus und Hof fern."

Den Ausdruck Wetterkerze kannte ich, jedoch war ich noch nie in den Genuss gekommen, so eine mal in den Händen zu halten, geschweige denn „live" bei der Arbeit zu erleben …

Albin gab sie mir in die Hände und ich erfühlte ihre Energie.

Sie hat eine schöne und starke, jedoch auch warme Ausstrahlung.

Er zündete sie an, nachdem ich sie ihm wieder gegeben hatte.

Sie hatte einen bestimmten Platz, wo er sie hinstellte.

Die weiße Farbe dieser etwa 30 cm hohen Kerze leuchtete trotz des Feuerscheins.

„Wie weit ist denn der Radius?“ fragte ich ihn.

„Ich habe es einmal ausgependelt,“ meinte er. „Etwa 10 km im Radius.“

„Ganz flott,“ meinte ich lakonisch.

„Hast du was dagegen, wenn wir den Radius erweitern?“ fragte ich ihn mit einem Grinsen auf den Lippen.

„Wie soll das gehen?“ fragte jetzt Rose, seine Frau, etwas irritiert.

„Jonathan macht das schon …“

Ich grinste und holte meinen Urteilchenstrahler hervor.

Ich bat Gott Vater, dass Jonathan den Radius erweitern durfte.

Nach wenigen Minuten bat ich Albin jetzt den Radius zu überprüfen.

Er war jetzt verdoppelt worden auf 20 km.

„Nun ist ein Teil des Allgäus geschützt. Wenn ich jetzt auch eine aufstelle, haben wir schon einen netten Radius.“

Albin lächelte und ging zum Schrank und holte eine neue weiße Kerze heraus.

„Die schenken wir Euch,“ sagte er lächelnd.

Ich bedankte mich und segnete sie und vertiefte mich dann ins Gebet, um sie auch mit Jonathans Unterstützung aufzuladen.

Sie hatte jetzt ebenfalls einen Radius von 20 km.

Albin lächelte wieder einmal sehr süffisant und ging erneut zum Schrank, um aus einer Schublade einen Atlas herauszuholen.

Dort waren akribisch sämtliche schweren Unwetter, Hurricanes und Vulkanausbrüche eingetragen.

Ich war überrascht!

Das hatte ich nicht erwartet.

Dann faltete er eine Weltkarte auf, die er auch aus der Schublade zog. Hier waren auch die Katastrophen eingezeichnet, sowie die Leylines, unsere Kraftlinien der Erde.

Eine weitere Karte zog er dann von Europa hervor, während ich genüsslich noch die Weltkarte studierte.

Als ich wieder aufblickte lächelte er und sagte:

„Ralf Johann, ich hab da schon seit Jahren eine Idee. Ich hab sie bisher noch nicht verwirklichen können, vielleicht schaffst du es ja, mir dabei zu helfen."

Interessiert war ich ganz Ohr, wie man so schön sagt.

„Man sollte an der kompletten Atlantikküste von Portugal über Spanien, Frankreich, England bis nach Norwegen hoch Wetterkerzen aufstellen, um diese gigantischen Unwetter abzumildern."

„Sofern es der liebe Gott will," sagte Rose von hinten.

„Natürlich, deshalb bitten wir im Gebet ja darum, dass nur das geschieht, was der Vater möchte."

Ich nickte zustimmend.

„Wie kann man das verwirklichen?" fragte er mich.

Ich überlegte kurz und dann fiel der Groschen!

Ich ging zu seinem Oramat. Er war ja mit 24 Transmittern bestückt.

„Hast du noch leere Transmitter von Richard?" fragte ich ihn.

Er nickte.

„Bestimmt noch fünfzig Stück."

„Das genügt," meinte ich. „Wir brauchen 24 Stück für den Oromat und den Rest zum Verteilen für die Karte. Lass mich mal machen, dass kriegen wir schon hin. Darf ich mir mal deine beiden Karten ausleihen?"

Albin grinste.

Mit den Karten und den leeren Transmittern machten wir uns dann auf den Weg nach Hause.

Das Wetter war recht mäßig, die Kerze wirkte also gut.

Zuhause angekommen, begann ich direkt mit dem Experimentieren.

Albin hatte die leeren Transmitter schon mit dem gebrannten Quarzsand von Richard gefüllt, sie waren also einsatzbereit. Ich stellte die Wetterkerze auf die Wabe des Urteilchenstrahlers und verband sie mit Jonathan.

Jetzt strahlte ich diese Information der Wetterkerze in die 24 Transmitter nach und nach.

Der erste Teil war erledigt.

Jetzt wollte ich meine andere Idee in die Tat umsetzen.

Um nächsten Tag kaufte ich Pins, die man für eine Pinwand benötigt.

Diese waren hinten waagerecht, denn ich plante, mit Sekundenkleber an jeden Pin ein Transmitter-Röhrchen anzukleben.

Es dauerte zwar eine Zeitlang, aber dann war es auch geschafft.

Jetzt entstörte ich von allen 26 Stück die Schwingung des Klebers und des Pins mit der Rückseite von Jonathan.

Nun waren die Pins fertig.

Ich programmierte sie der Reihe nach genauso, wie ich es gestern gemacht hatte, nur einzeln, damit nichts passierte.

Am Nachmittag rief ich Albin an und vereinbarte einen Termin bei ihm.

Rose und er waren ganz gespannt und harrten der Dinge, die da kommen sollten.

Ich hatte noch keine genaue Lösung für das Problem, wie die Karte aufgehängt werden sollte.

Ich testete es einfach aus.

Bei Styropor bekam ich ein „Nein", also wollte ich Kork nehmen, denn da kam ein „Ja" als Antwort.

Bevor ich zu einem Baumarkt fuhr, um passende Korkplatten zu kaufen, beschloss ich, Albin noch einmal anzurufen. Er sagte mir, ich soll die Karte lieber bei uns aufhängen, der Platz bei ihm zu Hause wäre doch etwas knapp bemessen.

Gut, ich willigte natürlich ein und wir blieben beim verabredeten Zeitpunkt.

Einen passenden Kork bekamen wir und als das Wiedersehen nahte, war die Spannung doch noch recht groß bei den beiden, denn ich hatte nur Andeutungen am Telefon gemacht.

Zuerst bestückte ich den Oromat mit den 24 „Wetterkerzen-Transmittern", da es schon wieder recht ungemütlich draußen war.

Wir testeten die Reichweite.

Albin schaute mich plötzlich ganz überrascht an.

„Was schätzt du, hat mein Pendel mir gesagt?" fragte er mich.

Ich überlegte. Es mussten mehr als 20 km sein, da er so stutzte.

„Vielleicht 100 – 150 km," meinte ich.

„Du liegst schon ganz gut, es sind über 150 km."

Wir waren erstaunt!!! Albin hatte den Oramat und seinen Urteilchenstrahler auf die Fensterbank gestellt und er strahlte die Schwingung Richtung Himmel.

Ich holte nun seine Europakarte hervor und meinte: „Ich werde nicht nur an der Atlantikküste Wetterkerzen aufstellen, sondern auch an heiklen Punkten in Europa. Ich denke, wir sollten mit Europa anfangen. Im Kopf hab ich schon eine wage Planung für die Weltkarte, aber dafür brauche ich noch mehr Hintergrundwissen."

Dann zeigte ich ihnen die Punkte, von denen ich meinte, dass eine Wetterkerze genau richtig platziert war.

Als ich auf die Eifel und die sich dort befindlichen Mare einging, das sind Vulkane, die zu Seen geworden sind, aber noch längst nicht erloschen, meinten Rose und Albin fast zugleich: „Maria Laach!"

Gehört hatte ich schon von dem großen Kloster, aber dort gewesen war ich noch nie.

Sie redeten jetzt abwechselnd von diesem Ort und dass dort perlende Gase aus dem Mar aufsteigen.

Gut, also dort ein Wetterkerzen-Pin vorgemerkt.

Auch die Vulkane Vesuv und Aetna, Stromboli, die Vogesen, die schwäbische Alb, die Türkei, Griechenland und ein paar andere gefährdete Orte.

Ebenfalls die Nordsee bei Helgoland vermerkte ich.

Helgoland hat so eine mystische Anziehungskraft, wer weiß, warum mich diese Insel so faszinierte.

Wir einigten uns darauf, dass ich die Korkmatten an die Wand in unserem Haus an einem geschützten Platz an die Wand machte, darauf die Karte befestigte und dann die Transmitter-Pins so verteilte, wie wir es abgesprochen hatten. Dafür nahm ich eine neutrale, nicht „vollgemalte" andere Europa-Karte, die Albin mir reichte, dankend entgegen.

Nachdem ich sie so angebracht hatte, spürte ich in die Energien hinein.

Die Transmitter setzten sozusagen eine Grundschwingung dort aus.

Ich hatte dann mit dem Tensor ausgetestet, dass bei Unwetter oder schweren Katastrophen nur der Urteilchenstrahler (wenn möglich mit der Turmalin-Aufsatzlinse) die Karte bestrahlen soll und alle Transmitter sind voll aktiv.

Was für eine wunderbare Idee in die Tat umgesetzt!

Das gleiche könnt Ihr auch tun, wenn Ihr wollt!

Je mehr es machen, je besser!

Bei der Weltkarte bin ich noch am tüfteln, welche Orte ich nehme.

Ob diese Karte noch vor Vollendung dieses Buches fertig wird … Wohl nicht!

Geplant sind natürlich so heikle Gegenden wie der San Andreas Graben in Kalifornien, der Super-Vulkan im Yellowstone Nationalpark, von dem man weiß, dass, falls er hochgeht, eine Katastrophe biblischen Ausmaßes als Kettenreaktion eintreten könnte. Dann sicherlich die Gefahrengebiete Japan, China, Indien, Philippinen, der Nordpol und der Südpol mit den immer weiter abschmelzenden Gletschern, die Karibik und die Bahamas – um nur die zu nennen, die mir spontan einfallen. Ihr merkt schon, so eine Weltkarte richtig zu planen, das erfordert eine sorgfältige Vorarbeit.

Heilungsrituale für den Garten

Wir saßen wieder einmal zu viert beieinander und unterhielten uns darüber, was bisher im Manuskript des Buches schon stand.

Plötzlich hatte Rose eine Idee!

„Du sagtest doch was von dem Steinkreis in eurem früheren Garten, Ralf Johann?“

Ich bejahte es.

„Wir haben einen Steinkreis aus Bergkristall gemacht. In der Mitte war ein Beet.“

„Darf ich kurz was sagen?“ sprach ich dazwischen.

„Ich bin auch schon fertig,“ lächelte Rose.

„Ihr dürft die neun Strahlen drum herum nicht vergessen. Denkt an die Körbler'schen Zeichen. Ich könnte sie mir strahlungsförmig wie Sonnenstrahlen um sie herum vorstellen. Was meint ihr?“

„Gute Idee!“ meinten alle drei fast wie aus einem Mund.

Am nächsten Tag fuhren wir in die Stadt und bekamen tatsächlich eine größere Menge Bergkristall in einem Fachgeschäft zu kaufen.

Heute war fußballfreier Tag und einige Leute in den Nachbargärten.

Da ich bei so einer Arbeit keine Gaffer brauchte, entschied ich mich, bis Abends zu warten.

Um 21 Uhr war niemand mehr im Garten.

Zuerst legte ich den Steinkreis auf einem Stück Wiese. Neunerschwingung!

Das passte! 9 Uhr abends und alles Neunerschwingung.

Ich beschloss, die neun Strahlen auch so zu legen, dass möglichst eine Neunerschwingung entsteht.

Es klappte!

Jeder Strahl hatte 9 Steine.

Ich holte meinen Jonathan hervor und begann, innen im Kreis stehend, die Steine im Namen des Vaters, des Sohnes und des heiligen Geistes zu segnen.

Dann kamen die Strahlen der Reihe nach dran.

Wow!

Das war Power Pur!

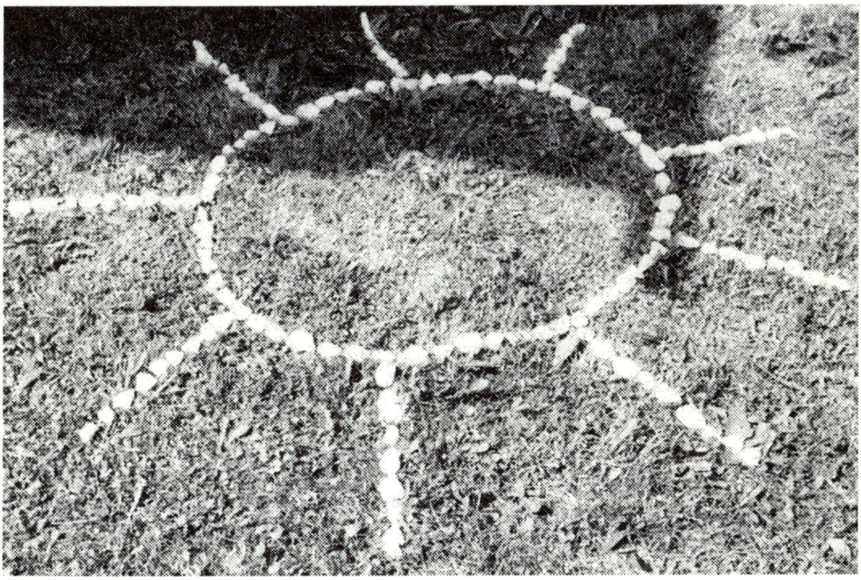

Steinkreis aus Bergkristall, den ich in unserem Garten legte.

Was machte ich jetzt damit?

Ich wollte es eigentlich nur zur Probe legen, doch jetzt war es so voller Energie!

Vorsichtig betrat ich wieder den Kreis und setzte mich auf die Wiese.

Ok, eigentlich wollte ich die Mitte des Gartens wählen, damit die Energie überall hin strahlt, aber war das denn schlimm, dass ich jetzt am Rande des Gartens in einer geschützten Ecke dieses Heilungsritual gemacht hatte?

Ich ließ es weiter auf mich wirken und schloss die Augen.

Wundervolle Energie durchströmte meinen Körper!

Ich holte meine Frau und wir überlegten.

Beide davon überzeugt, es erst einmal hier zu lassen, gingen wir ins Haus und telefonierten mit Rose und Albin.

Sie wollten sofort kommen und es sich ansehen.

Wir verabredeten uns für den nächsten Nachmittag.

Als wir am nächsten Tag zu viert um den neu entstandenen Kraftplatz standen und der Reihe nach in die Mitte des Kreises gegangen waren, entschieden wir uns, ihn so zu lassen.

Albin pendelte die Energiestärke zu seinem Privatvergnügen aus und sagte nur: „Volle Pulle kreist der Pendel. Stärker geht's kaum noch!“

Wir schmunzelten.

„Was ist mit unserem ursprünglichen Plan von der Mitte des Grundstückes?“ meinte Rose so nebenbei.

Ich lächelte und holte den Beutel mit den Bergkristall-Stücken.

„Ich habe vorgesorgt und sicherheitshalber genug verwahrt.“

Wir gingen etwa in die Mitte des Gartens. Kein Nachbar war zu sehen.

Vor uns war ein Platz, wo früher ein Gewächshaus stand. Dieser Platz war ideal!

Der Steinkreis war schnell gelegt und die Strahlen auch.

Der einzige Unterschied war jetzt aber, dass innerhalb des Kreises Blumen wuchsen und die Strahlen auch an Blumen vorbei gelegt wurden.

Nachdem ich die Steine mit Jonathan gesegnet und verstärkt hatte, fühlten wir die Schwingung.

Sie war wunderschön und etwas anders als beim ersten Steinkreis.

„Ich glaube, dass es an den Pflanzen liegt."

Albin lächelte, als er das sagte.

„Lassen wir sie arbeiten und sich im Garten akklimatisieren."

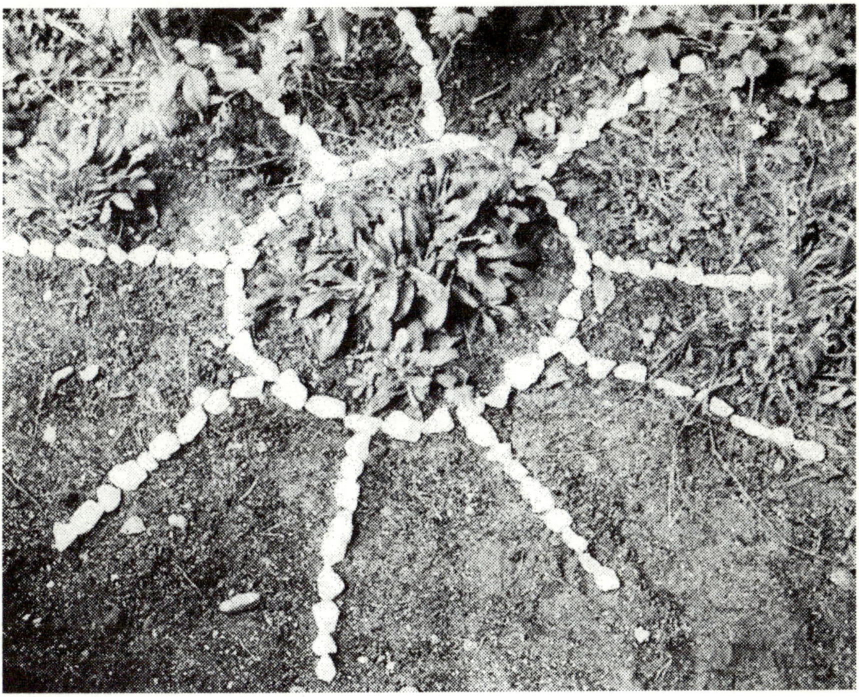

Der Steinkreis aus Bergkristall mit den Blumen in der Mitte.

Nachdem ich das gesagt hatte, verließen wir freudig den Garten.

Wieder einmal etwas Gutes für Mutter Erde getan!

Ich testete noch mit dem Tensor die Reichweite des Steinkreises aus.

„Wir sind bei über 20 km Reichweite. Echt klasse!"

„Vielleicht empfange ich Eure Steinkreis-Energie zu Hause," sagte Albin lachend.

Im Haus platzte Rose plötzlich mit einer freudigen Nachricht heraus.

„Ralf Johann, ich hatte heute Nacht einen interessanten Traum. Ich deute ihn mal so, dass ich Dir diese Botschaft geben soll."

Dann stand sie auf und reichte mir einen Zettel. Dort stand drauf, dass es viele Möglichkeiten gab, Tiere wegzuschicken, die im Haus oder Stall unerwünscht waren.

Neugierig wollte ich mehr wissen.

Rose begann: „Die Leser Deines Buches sollten auch die anderen Möglichkeiten kennen lernen, Tiere liebevoll aus dem Haus zu schicken. Deshalb erklären wir Euch das jetzt, in Ordnung?"

Wir nickten.

„Also, diese jetzt genannten Praktiken sind alle erprobt und funktionieren einwandfrei. Die erste Technik möchte ich Euch erzählen. Sie ist schon Jahre her, aber ich wurde wieder daran erinnert, als Du dieses Thema in Deinem neuen Buch erwähntest.

Albin hatte einmal einer sehr aufdringlichen Wespe laut gesagt, sie möge bitte durch das offene Wohnzimmerfenster hinaus fliegen, da sie uns störte. Beim dritten Mal sagen, flog sie endlich hinaus. Albin ging daraufhin zum Fenster und hüllte das ganze Fenster in weißgoldenes Christuslicht laut betend ein und stellte sich geistig vor, dass jetzt eine Milchglasscheibe dort ist.

Was soll ich Euch sagen? Er ist kaum fertig, als die Wespe es sich anders überlegt hat und versuchte, wieder in unser Wohnzimmer zu fliegen.

Plötzlich machte es „Plopp!" und sie war gegen die Lichtsäule im Fenster geflogen, abgeprallt und nach unten gefallen. Ihr war aber Gott sei Dank nichts passiert. Irritiert flog sie davon. Ich war damals im ersten Moment zuerst irritiert und dann musste ich herzhaft lachen. Aber nicht aus Schadenfreude, sondern aus der Situationscomic heraus."

Wir schmunzelten.

„Ich mache oft Lichtsäulen in die Tür, damit unerwünschte Menschen gar nicht erst zu uns kommen. Wer durch die Terrassen-Eingangstür möchte, muss ehrlich und reinen Herzens sein, sonst überkommt ihn sofort das Gefühl, hier nicht richtig zu sein und geht sofort wieder."

Rose sah mich an, als ich das sagte.

„Das hab ich mir schon bei Dir gedacht," meinte sie lächelnd.

„Hält das auch Fliegen ab?" fragte Albin mich dann.

„Meistens schon. Nur liebe Tiere, die nicht „abnerven" wollen und brav sind, kommen herein."

„Gibt es brave und freche Fliegen?"

Rose schaute irritiert.

„Ja, die gibt es. Beide Sorten. Manche sind so aggressiv, dass sie Kamikaze-Angriffe gegen Menschen fliegen."

Rose verstand.

„Jetzt erzähle doch bitte weiter, Rose" bat ich sie.

„Nun, wir hatten früher bei der Grabpflege immer ein Problem. Mitten auf dem Grab war ein wunderschöner Rosenstock. Doch dort hausten Ameisen, da eine Strahlung unterhalb herlief. Albin sprach daraufhin die Ameisen ganz normal an und sagte ihnen, dass das ein Grab sei und sie dort bei dem Rosenstock stören würden und er zeigte auf den Rand des Grabes und sagte ihnen, dass sie dort hingehen könnten. Sie hatten ihn offensichtlich verstanden, denn beim nächsten Grabbesuch hatten sie ihre Bahn geändert und waren umgezogen.

So blieb es das ganze Jahr lang. Im nächsten Frühjahr waren sie wieder bei dem Rosenstock. Wir konnten uns das nur so erklären, dass ihr Drang, zu den Störungsstellen zu kommen, größer war, als ihr Erinnerungsvermögen daran, dass sie ja eigentlich umgesiedelt worden waren. Albin sprach wieder mit ihnen und schaffte es erneut, sie umzusiedeln.

Hätten wir damals schon etwas von der Sinus-Energie der Körbler'schen Zeichen gewusst, wären sie wahrscheinlich von selbst gegangen, wenn wir mit dem Sinus-Symbol die Energie umgepolt hätten."

„Sehr interessant! Vor allem scheint Albin einen guten Draht zu den Tieren zu haben," meinte ich.

„Moment, ich bin noch nicht fertig. Es gibt noch eine Ameisengeschichte zu erzählen. Also, wir hatten Ameisen in der Wohnung und sie machten sich breit.

Albin erklärte ihnen, dass wir hier wohnten und sie sich einen anderen Platz suchen sollten. Auch hier gingen sie. Ob sie im nächsten Jahr wiedergekommen sind, weiß ich nicht, da wir umgezogen sind."

Albin meldete sich zu Wort:

„Eine wunderbare Geschichte mit Mäusen weiß ich noch. Eine Bekannte von uns hatte Mäuse im Haus. Da sie sehr tierlieb war, wollte sie die Mäuse nicht töten. So sprach sie die Tiere mit lauter Stimme an:

„Ich weiß, dass ihr mich hören könnt, ihr lieben Mäuse. Ich schlage euch einen Deal vor: Da ich wenig Geld für Lebensmittel habe, lasst ihr sie ab sofort in Ruhe, saut mir auch nicht alles ein, verpieselt nichts, dafür lasse ich euch leben und alles was herunter fällt auf den Boden dürft ihr essen. Im Frühling, wenn der Winter vorbei ist, geht ihr aber freiwillig wieder."

Die Frau war der festen Überzeugung, dass die Mäuse ihre Ansprache verstanden hatten.

Und so war es auch.

Die Mäuse gingen nirgendwo dran, sondern fraßen nur das, was der Frau herunter fiel. Es war auch hin und wieder natürlich absichtlich ein Stück Käse dabei.

Als der Winter vorbei war, verließen die Mäuse das Haus, wie es abgemacht war."

„Eine sehr erstaunliche Geschichte,", meinte ich nur und sagte:

„Wir hatten auch einmal eine Maus in der Küche, die hockte hinter einem Schrank und wollte partout nicht in die Lebendfalle gehen.

Das ging so drei Tage.

Dann wurde es meiner Frau zuviel!

Sie sagte zu der Maus, wenn sie nicht bis zum Abend in die Lebendfalle gehen würde, sie mit der normalen Falle rechnen müsse, getötet zu werden. Ferner versprach meine Frau, sie aus der Lebendfalle sofort am Waldrand auszusetzen.

Es dauerte nur ein paar Minuten und die Maus ging in die Lebendfalle."

Ich schmunzelte, nachdem ich diese Geschichte erzählt hatte. Meine Frau schmunzelte ebenfalls.

Zu guter Letzt, was die Mäuse betrifft, möchte ich noch eine Geschichte erzählen, die in unserem Keller passiert ist.

Leichtsinnigerweise hatten wir im Herbst die Tür offen gelassen und eine Maus war herein gehuscht.

Unser lieber Freund Dieter war zu Besuch.

Dieter sah die Maus und sagte zu ihr:

„Maus, geh raus aus diesem Haus!"

Daraufhin flitzte die Maus los Richtung Tür und sprang in einen Korb und wir konnten sie so ohne Probleme ins Freie setzen.

Woher kommen solche Dinge, dass man mit Tieren wie mit Menschen reden kann?

Nun, von Hunden oder Katzen weiß man, dass sie einen verstehen. Warum sollten es andere Tiere deshalb nicht tun?

Sollte sich tatsächlich noch einmal eine Fliege zu uns verirren, hole ich ein transparentes Glas, stülpe es vorsichtig über die Fliege, wenn sie sich gesetzt hat und fahre unten mit einem Blatt Papier darunter. Jetzt kann ich die Fliege wieder ins Freie setzen.

Bei Holzwürmern, einer besonders hartnäckigen Spezies von unbeliebten Mitbewohnern, muss man sich etwas anderes einfallen lassen.

Es ist sehr schwierig, einen Holzwurm zu fangen, auf eine Sinuskurve zu legen, diese Energie umzupolen und sie dann über Jonathan in Wasser zu strahlen, das dann auf die Balken und die Löcher der Würmer verteilt wird.

Dadurch würden sie gehen und den Ort des Geschehens verlassen.

Es gibt aber noch zwei Möglichkeiten, sie auch loszuwerden.

Zuerst einmal solltet ihr jeden Balken, nicht nur die befallenen, mit einem roten Filzstift bemalen und zwar das Sinus-Zeichen. Achtet darauf, dass die Seiten etwa gleichlang sind. Jetzt strahlt die Umkehrschwingung schon in das Holz und den Holzwürmern könnte die Fresslust schon vergehen.

Als zweites könnt ihr dann einen orangen Zettel nehmen, ähnlich wie es am Anfang des Buches auf dem Foto seht und knickt den Zettel in der Mitte. Links schreibt ihr die Sache hin, die umgepolt werden soll, in diesem Fall:

„Holzwürmer in Haus und Stadel"

Danach macht ihr das Sinus-Symbol über die Schrift. Eventuell noch mit ein oder zwei Strichen vor dem Sinussymbol zur Verstärkung.

Auf der rechten Seite schreibt ihr:

„Gesundes Wohnen, frei von Ungeziefer, frei von Holzwürmern, festes sicheres Gebälk, fester Dachstuhl“

Und dann das Ypsilon-Symbol über den Worten.

Jetzt könnt ihr unten in die Mitte noch den Namen der Straße, die Hausnummer und den Ort mit Postleitzahl hinschreiben, wo die Holzwürmer vertrieben werden sollen.

Vielleicht macht ihr zwei Zettel. Einen legt ihr ins Haus und einen in den Stall.

Jetzt sollten sich die Holzwürmer in kurzer Zeit ein neues Quartier suchen.

Dieser Tipp ist vielleicht goldrichtig oder die letzte Hoffnung für Holzwurm-gestresste Hausbesitzer.

Es besteht sicherlich auch die Möglichkeit, wie eben bei der Mäusegeschichte erzählt, dass Ihr ganz sachlich mit den Holzwürmern redet und ihnen erklärt, dass Euer Haus in Gefahr kommt, wenn sie weiter lustig vor sich hin fressen. Bietet ihnen alternativ vielleicht altes Holz an, welches draußen liegt oder sich dort befindet, wo sie keinen Schaden anrichten können.

Ihr werdet Euch fragen, wie verstehen die Tiere die Menschen?

Nun, jede Tierart hat eine Art Gruppenseele und mit der kommuniziert ihr.

Sie weiß genau worum es geht und viele Gruppenseelen sind verständig und man kann mit ihnen reden.

Das Bergkristall-Ypsilon

Neugierig wie ich war, hatte ich am nächsten Tag eine weitere Idee.

Bergkristall-Stücke hatte ich noch genügend übrig.

Was wäre, wenn ich ein Ypsilon aus Bergkristall legen würde?

Während ich in den Garten ging, um die Idee umzusetzen, wurde mir klar, dass es eine bestimmte Zahl sein musste.

Die Neun!

Linker Balken 9 Stück, rechter Balken 9 Stück und senkrechter Balken ebenfalls.

Ich legte sie und testete die Schwingung. Super!

Jetzt segnete ich die Bergkristalle und gab noch Energie mit Jonathan hinein! Jetzt strahlte alles viel heller!

Ich ließ das Ypsilon liegen und es wirkte bereits nach einigen Minuten …

Ich testete mit meinem Tensor die Reichweite aus und es kam: mehr als 40 km im feinstofflichen Bereich!

Trotz aller Freude konnte ich die Bergkristalle nicht lange liegen lassen, da der Rasen in Bälde wieder gemäht werden musste.

Da ich wusste, dass die Information in die Erde geht und über dieses Foto in diesem Buch (das auf der nächsten Seite kommt) auch immer erhalten bleibt, konnte ich es guten Gewissens tun.

So kann man Symbole legen, sie eine Zeitlang wirken lassen und dann wieder abbauen.

Die Information ist dann im morphogenetischen Feld der Erde gespeichert.

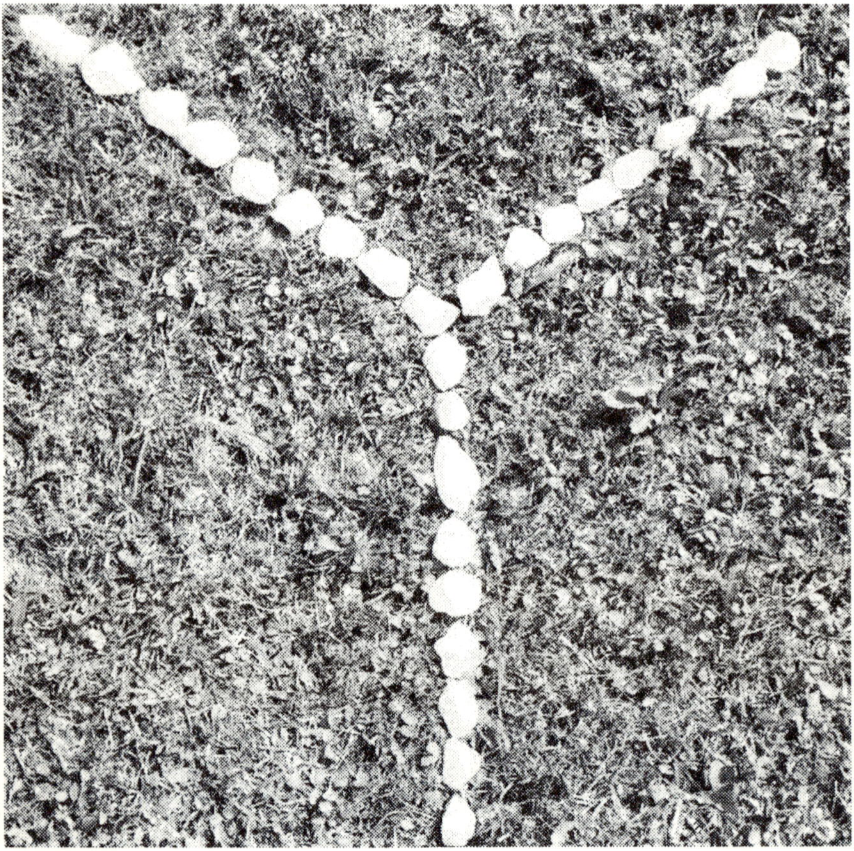

Ein „Y" aus jeweils 9 Bergkristall-Steinen senkrecht, und zwei mal waagrecht.

Ich hatte gerade eine Stelle erwischt, wo der Rasen kurz geschoren war und die lange Hitze hatte den Rasen etwas verbrannt.

Mal sehen, ob er dort besonders kräftig nachwächst …

Da dieses Buch sich dem Ende naht, werde ich vielleicht hier diese Ergebnisse nicht mehr veröffentlichen können, aber Ihr könnt zu Hause dieses Experiment ganz einfach nachmachen.

Übrigens eignet sich Bergkristall am besten dazu.

Die Schwingung ist wunderbar hoch und es geht auch mit so genanntem Bergkristall-Bruchstein. Der ist preiswerter zu bekommen …

Der neue Teich auf der Terrasse

Ein Tüftler wie ich findet oft keine Ruhe.

Geplant war der Terrassen-Teich schon lange, aber irgendwie hatte ich ihn immer aufgeschoben.

Dank der Experimente für dieses Buch schien mir jetzt der richtige Zeitpunkt gekommen zu sein, mein Wissen in die Tat umzusetzen und alles an Energie hineinzupacken, was möglich war.

Zuerst überlegte ich, welchen Platz ich nehmen sollte.

Ich entschied mich für den praktischsten Platz – neben der Eingangstüre links.

Vor etwa 2 Jahren hatte ich von einem Bekannten einen Teil eines großen Fasses bekommen mit einer „Umzäunung", nenne ich es mal.

Es hatte die ideale Größe und Höhe.

Testweise überprüfte ich es nach der Reinigung von Spinnweben und dergleichen, ob es auch dicht ist.

Die Dichtheitsprüfung bestand er sofort!

Zwei Seerosen wurden gekauft und von der freundlichen Nachbarin bekam ich ein paar Wasserpflanzen geschenkt.

Jetzt war es natürlich von Vorteil, dass ich noch genügend Bergkristall-Stücke übrig hatte, die ich hier verwenden konnte.

Eine Pumpe mit Springbrunnen kauften wir uns auch, um dem Ganzen ein freundliches

Ambiente zu geben und immer wieder Energie in die Luft zu bekommen.

Eine wundervolle blaue Pyramide wurde auf zwei Steine gesetzt und integriert.

Auch ein selbstgebauter kleiner Einrohr-Chembuster kam mit hinein.

Dann ein gleichschenkeliges Orgonkreuz, ganz nach den Körbler'schen Richtlinien gegossen. Auf dem Foto auf der nächsten Seite sieht man es rechts im Bild.

Diese Kreuze lassen sich auch sehr einfach herstellen.

Ich hatte eine Eiswürfel-Form exakt so in der Form bekommen.

Sie war aus Kautschuk.

Ideal für meine Experimente!

Man konnte jetzt Kerzenwachs oder Polyesterharz nehmen. Statt Kristalle nahm ich für die Innenfüllung Kupfer und andere Metallspäne.

Diese Orgonkreuze eignen sich auch wundervoll dafür, sie in der Nähe von Handymasten, Hochspannungsleitungen, Stromkästen etc. einfach in die Nähe zu platzieren oder sie dort einzugraben.

Sie wirken einfach wunderbar!!!

Jetzt kam mein Garten-Experiment zum Tragen:

Würde die hohe Energie, die ich im Garten erzielt hatte, auch unter Wasser klappen?

Zuerst legte ich wieder das Sonnensymbol exakt nach Körbler'schen Richtlinien: Neun Bergkristalle zu einem Kreis. Dann neun Strahlen, aber nur mit 3 Bergkristallen, des Platzes wegen.

Da aber 3 x 9 auch 27 ergibt, war ich wieder im „Neunerbereich".

Und? Es wirkte – und wie!!!

Gleich noch ein Ypsilon hinterher gelegt.

Die Wasserpflanzen bekamen auch alle Bergkristall-Stücke in ihre Töpfe und ein Glasdelphin, den ich mit Jonathan aufgeladen hatte, wurde ebenfalls in den Teich gegeben. Er „ruht" auf einem Orangencalcit. Zwei große Rosenquarz-Brocken und ein schwarzer Turmalin meldeten sich in meinem Kopf und wollten auch mit hinein.

Kein Problem!

Ein paar Steine aus dem Garten, die mich anlachten, wurden ebenfalls integriert, genauso wie ein süßer kleiner Zwerg, eine Glas Schnecke und ein Salamander aus Porzellan.

Die Pumpe wurde mittig gesetzt und von einem riesigen Bergkristall-Brocken energetisch unterstützt.

Eine transparente Glaskugel wurde dann noch gesegnet und mit Jonathan auch „frei von Algen" programmiert und genau in den Bergkristallkreis eingefügt.

Wenn ich jetzt schon die Hände über das Becken hielt, kribbelte es wie bei einem starken Kraftplatz.

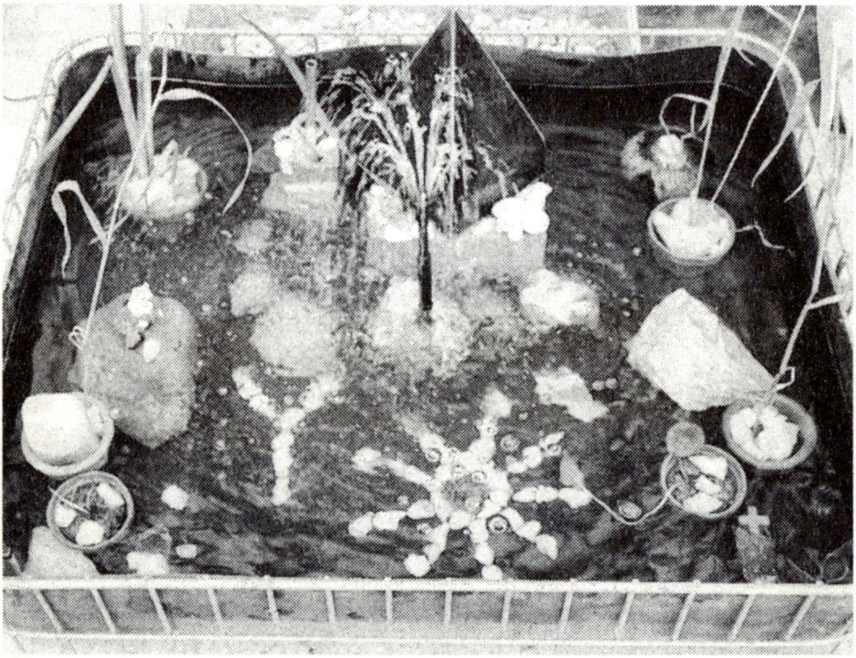

Der Gartenteich, als er fertig angelegt war.

Dann kam der nächste spannende Moment:

Was passierte, wenn der Teich voll war und die Pumpe des Springbrunnens lief?

Nachdem ich etwa 10 bis 12 große Gießkannen voll Wasser geholt hatte, ließ ich die Pumpe laufen.

Wunderbar, es klappte alles!

Auf den Stecker der Pumpe kam noch das Körbler'sche Zeichen gegen Elektrosmog – nur zur Sicherheit.

Dann fiel mir die Hagal-Rune wieder ein.

Sie war ja, wie Ihr Euch erinnern könnt, in dem Deckel der Wasserflasche aus dem großen Supermarkt.

Diese wurde noch so platziert, dass man sie nicht sieht.

Jetzt war der Teich fertig.

Mit dem Tensor fragte ich noch ab, ob er algenfrei auf Dauer bleiben würde.

Das Ergebnis war JA!

Ich hoffe, ich habe Euch mit diesem Teichbau-Erlebnis auch ermutigt, Euch einen Terrassenteich oder einen Gartenteich zu bauen.

Fertige Teichwannen gibt es in den meisten Baumärkten oder Spezialgeschäften.

Bei Richard gibt es ja gebrannten Quarzsand. Den könnt Ihr Euch ja auch noch holen, ihn mit Eurem Urteilchenstrahler informieren, z.B. „Algenfrei", und den Teich damit noch zusätzlich unterstützen. Ich hätte fast „verwöhnen" gesagt, denn das ist es ja eigentlich, was Ihr für Euren Teich dann tut …

Ich werde Albin bitten, mir etwas von seinem Quarzsand mitzubringen, da ich gerade keinen da habe. So kann ich dieses als Ergebnis noch mit ins Buch schreiben.

So, es ist ein Tag vergangen.

Den Quarzsand hat mir Albin gebracht und ich habe ihn mit Jonathan noch programmiert bzw. informiert.

„Algenfrei", „Sauberes, klares Wasser" und „gesunde, hohe Schwingung" wird jetzt über den Quarzsand in das Wasser dauerhaft übertragen.

Entstörende und aufladende Zeichen

In meinem letzten Kapitel des Buches möchte ich mich noch einmal sehr stark mit den Zeichen beschäftigen, die Erich Körbler wieder entdeckt hat.

Wir haben ja schon viel gehört über das Ypsilon und auch über das gleichschenklige Kreuz.

Nun, Erich Körbler hat sich dieses zu Nutze gemacht und Betttücher entwickelt, die einmal nichts Schadhaftes wie Wasseradern, Erdstrahlen etc. durchlassen und abschirmen und andererseits ein Betttuch, das Energie aufbauend ist.

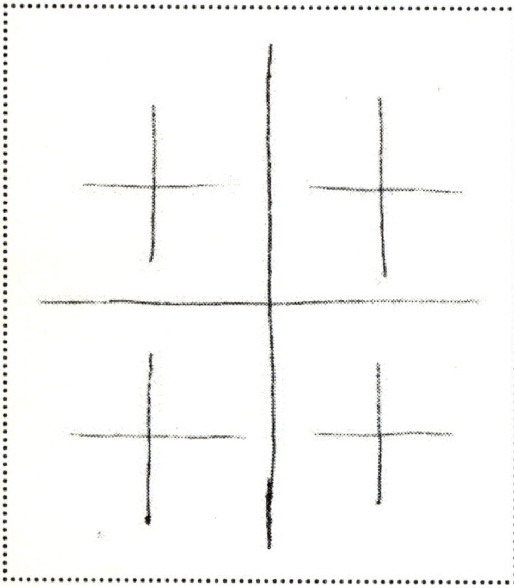

Meine Skizze der Körbler'schen Kreuze.

Ich erkläre kurz, wie es funktioniert und dann, wie ich es für mich weiterentwickelt habe, auch mit Hilfe von Jonathan, meinem treuen Urteilchen-Begleiter.

Also: Malt man ein gleichschenkeliges Kreuz auf und in jedem der vier Felder ein kleineres gleichschenkeliges Kreuz, hält dieses Erdstrahlen usw. ab. Sie werden abgeschirmt.

Ich hatte es mal grob als Skizze für mich gezeichnet und festgestellt, dass es auch wirkt, wenn es nicht exakt auf den Millimeter genau ist. Ich stelle meine groben Skizzen hinein, damit Ihr seht, was ich meine und wie es auszusehen hat. Wer von Euch fühlig ist, kann es gerne nachprüfen.

Der Tensor oder das Pendel geht dafür natürlich auch.

Das zweite Beispiel ist das Ypsilon.

Wenn es alleine steht und zwar auf dem Kopf, dann leitet es aus und fügt nichts hinzu.

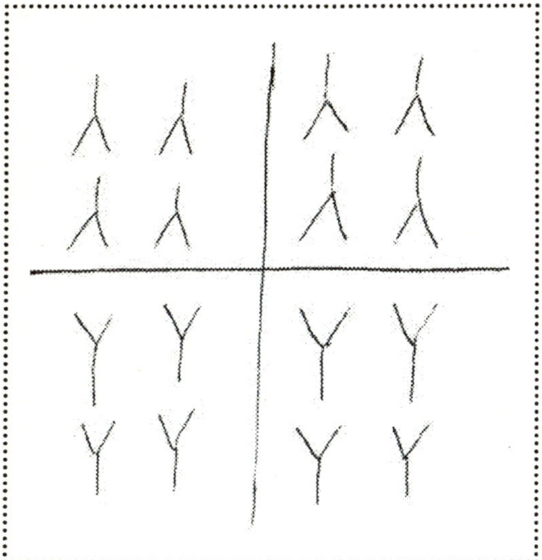

Das „Y" als Energie-Aufbauer.

Aber so, wie ich es hier wieder grob skizziert hatte, funktioniert es fantastisch als Energie-Aufbauer!

Wie Ihr seht, hab ich auch hier bewusst meine „Freihand-Skizze" genommen, um zu demonstrieren, dass es so auch funktioniert.

Not macht bekanntlich erfinderisch!

Unter diesem Motto hatte ich angefangen zu experimentieren.

Ich wusste nicht, wie ich an das Betttuch mit den „Ypsilons" herankommen sollte und malte mir die Symbole einfach auf einen Zettel.

Dann hielt ich die Hand darüber und Energie floss in meinen Körper.

Jetzt machte ich mir mehrere kleine Zettel mit diesen Zeichen.

Jeweils einen in die Schuhe, einen unter das Sitzkissen meines Bürostuhls beim Computer, eins unter die Matratze beim Bett und jeweils eins bei den Stühlen im Esszimmer. (Kann man gut von unten drunterkleben, dann sieht's keiner.)

Die ersten Probleme kamen, als ich täglich neue Zettel für die Schuhe machen musste.

Also holte ich einen Kuli und malte sie ebenfalls frei Hand auf die Innensohlen.

Funktioniert prächtig!

Die anderen Zettel fing ich an einzuschweißen, damit sie länger halten.

Das nächste Experiment wurde mit dem gleichschenkeligen Kreuz durchgeführt.

Ich wusste, wo ein Störfeld in Nachbars Garten ist.

Dort ging ich mit dem Tensor hin und testete ihn aus.

Eine Wasserader war an einer Stelle, wo sie niemanden schadete.

Ich stellte mich auf die Stelle und merkte direkt in der Magengegend ein unangenehmes Gefühl.

Jetzt holte ich das Pad hervor, das ich zwischenzeitlich gemacht hatte. (Zettel eingeschweißt).

Ich legte es auf die Stelle und stellte mich dann ohne Schuhe darauf.

Phänomenal!

Es blockte alles ab!

Ich spürte nichts mehr davon!

Nun kam der nächste Test.

Ich durfte mit Erlaubnis meiner Nachbarin dieses Pad eingraben.

Dann stellte ich mich darauf.

Keine Strahlung mehr spürbar!

Der spannende Moment folgte dann:

Wenn ich jetzt das andere Pad mit den Ypsilons darauf lege, was würde passieren?

Genau das, was ich erhofft hatte!

Der Körper wurde positiv durchflutet!

Das ein paar cm tiefe Pad neutralisierte die schädlichen Strahlungen und das Energetisierende gab dann positive Energie an den Körper weiter.

Selbstredend, dass meine Nachbarin dann die beiden Pads geschenkt bekam und sich sehr freute.

Ich erklärte ihr noch, wie es ging und dass sie damit im Haus und Grundstück einiges bewirken könne.

Jetzt kommt Jonathan ins Spiel! Ich legte später erst das gleichschenklige Kreuz-Pad auf die Störungsstelle und dann das Ypsilon-Pad direkt darüber.

Jetzt segnete ich beide Pads im Namen des Vaters, des Sohnes und des heiligen Geistes und bestrahlte sie mit Jonathan.

Es passierte genau so, wie ich es mir eigentlich schon dachte.

Ich konnte auf der Störungsstelle jetzt auf beide übereinanderliegenden Pads steigen und wurde positiv durchflutet.

Danach ging ich zu dem ersten Bergkristall-Sonnenkreis von vor ein paar Tagen und testete die Schwingung.

Danach entfernte ich die Bergkristalle.

Ebenso verfuhr ich bei dem Ypsilon-Bergkristall-Symbol.

Am nächsten Tag überprüfte ich an den beiden Stellen die Energien.

Sie waren noch da!

In so kurzer Zeit ins morphogenetische Feld der Erde eingegangen.

Also: Wenn Ihr es genauso macht, wie ich es hier beschrieben habe, könnt Ihr Eure eigenen Kraftplätze und Oasen der Ruhe und Kraft schaffen.

Machbar ist eigentlich alles!

Nachtrag zur Mittsommernacht / Sommersonnenwende am 21.6.2008

Nun, dort ist immer mein Namenstag (Ralf) und von der Numerologie her ist der 21.6. immer eine Neunerschwingung (2+1+6=9).

An diesem Abend sollte man sich Geschichten erzählen, die voller Weisheit und Wunder sind. Früher gab es immer einen Geschichtenerzähler oder eine Geschichtenerzählerin, die am Lagerfeuer alte Mythen und Überlieferungen zelebrierte. Es ist überliefert, dass sich schon seit Anbeginn der Zeit die Menschen immer wieder Geschichten erzählt haben sollen. In der Mittsommernacht tanzen die Elfen, Feen, Zwerge und die anderen Naturwesen hinter den Bäumen und feiern, jauchzen und albern mit den Menschen, die sie sehen können. Der Überlieferung nach sollten unverheiratete Mädels in dieser Nacht sieben verschiedene Sorten wilder Blumen von sieben verschiedenen Wiesen pflücken, was in der Dunkelheit gar nicht so einfach ist und eventuell auch eine weite Lauferei mit sich ziehen kann, denn es sollte natürlich ohne Autos geschehen. Danach werden diese Blumen dann unter ihre Kopfkissen gelegt. Es heißt der Überlieferung nach, dass sie dann in der Nacht von dem Mann träumen werden, er ihnen real erscheint und sie sein Gesicht vor ihrem geistigen Auge behalten werden, bis sie ihn eines Tages einmal heiraten. Der Haken ist aber, dass sie dabei sehr still sein und absolut nichts sagen dürfen und auch am nächsten Tag dann niemandem erzählen, von wem sie geträumt haben, auch der besten Freundin nicht, sonst geht der Traum nicht in Erfüllung, heißt es. Dieses Ritual schreibe ich jetzt herein, weil ich von den Naturwesen nicht nur dieses überlieferte Ritual kenne, sondern viele andere und es macht immer sehr viel Spaß gerade zur Sonnwendfeier mit ihnen zu kommunizieren.

Wer weiß, wenn Richard es möchte, mache ich ein Buch daraus ...

Das wären Geschichten aus Sicht der Naturwesen, von ihnen erzählt ...

Gerade während ich das Nachwort plane, ist das Endspiel der EM 2008. Die deutsche Mannschaft spielt gegen die spanische.

Ich wurde viel gefragt, ob es was brächte, für eine Mannschaft zu beten.

Ich erwähnte dann kurz, dass es schon zu den Zeiten der Römer „Brot & Spiele“ gab, sozusagen als Ablenkung oder Opium für das Volk.

Da der liebe Gott nicht die gewinnen lässt, die am meisten für eine Mannschaft beten, hab ich mir so gedacht, dass es doch schön wäre, wenn diejenigen die für ihre Mannschaft beten, auch gleich für alle Menschen oder mindestens für Mutter Erde mit beten, dann hat ihr Gebet auch einen guten Zweck.

Ich versprach, noch etwas über die Emotionen zu schreiben, die bei der EM stattfanden.

Nun, wir wohnen zwar recht ländlich, aber ich spüre trotzdem jetzt die Anspannung, die in der Luft liegt. Das Mitfiebern, Bangen, Hoffen und auch Reinsteigern in eine Sache.

Ich kann mir gut vorstellen, dass diese ganzen Emotionen von der dunklen Seite künstlich geschürt werden, denn viele Wesenheiten von dort ernähren sich von jeder Art von Emotionen, die nicht der Freude, der Liebe oder des Glückes dienen.

Darüber sollte man auch einmal nachdenken ...

Wer sich bemüht, sein Leben in der Waagschale auszurichten (nicht nur die Waagegeborenen wie ich ...) wird sicherlich ruhiger und stressfreier durchs Leben gehen ...

So, das Endspiel ist vorüber!

Habt ihr die Emotionen gespürt?

Zum Einen die überschwänglichen Gefühle der spanischen Mannschaft über den Sieg und zum Anderen die große Enttäuschung bei den Deutschen.

Aber solange der Mensch noch „Brot & Spiele“ braucht und von ihnen abhängig ist, wird sich auch nur schleppend bei diesen das höhere Bewusstsein durchsetzen.

Aber Gott Vater führt alles schon zum richtigen Zeitpunkt …

Solltet Ihr Fragen haben, so könnt Ihr gerne über den RiWei Verlag von Richard Weigerstorfer mit mir Kontakt aufnehmen.

Richard leitet mir die Fragen weiter (oder beantwortet sie selbst) und die Antworten werden dann schon den Weg zu Euch finden.

In diesem Sinne wünsche ich Euch ein wundervolles Experimentieren, Tüfteln und viel kreative Einfälle!

Die Neunerschwingung zieht sich durch mein ganzes Leben …

Aber es gibt ja keinen Zufall …

Ich sende Euch und Mutter Erde viel Liebe, Heilungsenergie und positive Kraft, um den gewaltigen Umbruch gut zu überstehen, in dem wir mitten drin stecken.

Wisset, das Gott Vater jeden einzelnen Lichtarbeiter und positiv denkenden Menschen braucht.

Jeder hat seine Aufgabe und kann dadurch Mutter Erdes Genesungsprozess unterstützen und sich selber dabei auch weiterentwickeln.

ALLES IST GUT – DAS LICHT IST IMMER STÄRKER

ALS DIE DUNKELHEIT!

Beenden werde ich das Buch mit meinem täglichen Friedensgebet:

„Licht und Liebe allen Lebensformen in allen Universen und Dimensionen.

Der Friede sei mit Euch!“

GOD BLESS YOU!